SPREMI LA SALUTE

GUIDA ALLA SCOPERTA DI CENTRIFUGHE, ESTRATTI E SUCCHI RIGENERANTI

RINVIGORISCI IL TUO CORPO E LA TUA MENTE CON I POTERI NUTRIZIONALI DEGLI ALIMENTI FRESCHI

Indice

1. Prefazione
2. Capitolo 1: Il Potere dei Succhi
3. Capitolo 2: Centrifughe ed Estrattori
4. Capitolo 3: Principi di Combinazione degli Alimenti
5. Capitolo 4: Ricette per la Salute
6. Capitolo 5: Programmi di Detox
7. Capitolo 6: Risolvere Problemi di Salute Specifici
8. Capitolo 7: Succhi per Bambini e Anziani
9. Capitolo 8: Ingredienti Esotici e Superfood
10. Capitolo 9: Succhi per la Performance Fisica e Mentale
11. Capitolo 10: Gestione del Peso e Succhi
12. Capitolo 11: Ricette Stagionali
13. Capitolo 12: Come Coltivare la tua Frutta e Verdura
14. Capitolo 13: Integrazione dei Succhi nella Dieta Quotidiana
15. Capitolo 14: FAQ e Risoluzione dei Problemi
16. Appendice 1: Indice delle Ricette
17. Appendice 2: Glossario

Capitolo 1: Il Potere dei Succhi

Nella nostra ricerca per uno stile di vita più sano e attivo, i succhi freschi di frutta e verdura occupano un posto privilegiato. Ricchi di vitamine, minerali, enzimi, antiossidanti e fibre, i succhi sono un modo semplice e delizioso per ottenere una dose concentrata di nutrienti. Questi preziosi composti nutrizionali possono aiutare a rinforzare il sistema immunitario, a migliorare la digestione, a promuovere una pelle sana, a aumentare i livelli di energia e molto altro.

La bellezza dei succhi risiede nella loro versatilità. Puoi sperimentare con un'ampia varietà di frutta e verdura per creare combinazioni che non solo soddisfano i tuoi gusti, ma che rispondono anche alle tue esigenze nutrizionali. Per esempio, un succo di mela, carota e zenzero può essere un tonico energetico e digestivo, mentre un mix di cetriolo, lattuga, sedano, spinaci e limone può offrire un potente impulso di clorofilla e antiossidanti.

È importante notare che i succhi non sono un sostituto per una dieta equilibrata. Invece, dovrebbero essere visti come un complemento: un modo per aumentare l'apporto di nutrienti, per idratare il corpo e per introdurre più varietà di frutta e verdura nella tua dieta. Inoltre, i succhi sono un'ottima opzione per chi ha difficoltà a mangiare la quantità raccomandata di frutta e verdura al giorno.

Mentre la frutta è una fonte comune per i succhi, non bisogna dimenticare il potere della verdura. Infatti, molte verdure, come il cavolo riccio, gli spinaci, la barbabietola e il sedano, contengono un profilo nutrizionale molto ricco e sono eccellenti per creare succhi salutari. Combinare frutta e verdura può anche aiutare a bilanciare i livelli di zucchero nei tuoi succhi, mantenendo un sapore dolce mentre si riduce l'indice glicemico.

Un aspetto fondamentale dei succhi è la freschezza degli ingredienti. Quando possibile, è meglio scegliere frutta e verdura fresche, biologiche e locali. Questi prodotti non solo avranno un sapore migliore, ma conterranno anche più nutrienti rispetto a quelli coltivati con metodi convenzionali o trasportati su lunghe distanze.

Gli estratti sono un altro tipo di bevanda nutriente che si sta rapidamente diffondendo. A differenza dei succhi, gli estratti includono l'intera frutta o verdura, compresa la polpa, offrendo un contenuto di fibre più elevato. Questo può aiutare a promuovere la sazietà, a regolare i livelli di zucchero nel sangue e a supportare la salute dell'apparato digerente.

Quando si parla di benefici dei succhi, è impossibile non menzionare i programmi di disintossicazione basati su succhi. Questi regimi, che durano solitamente da uno a sette giorni, implicano il consumo esclusivo o prevalente di succhi freschi. L'idea è di dare al corpo una pausa dalle sostanze irritanti e tossiche che spesso sono presenti nei cibi trasformati e, allo stesso tempo, di fornire una ricca dose di nutrienti per sostenere il processo naturale di disintossicazione del corpo. Tuttavia, è importante affrontare queste disintossicazioni con cautela e, idealmente, sotto la supervisione di un professionista della salute.

Infine, i succhi possono essere un mezzo potente per affrontare specifici problemi di salute. Per esempio, il succo di melagrana è stato studiato per i suoi effetti benefici sul cuore, mentre il succo di ciliegia acida è noto per le sue proprietà anti-infiammatorie e per migliorare la qualità del sonno. Tuttavia, mentre i succhi possono svolgere un ruolo di supporto nella gestione della salute, non dovrebbero mai sostituire i trattamenti medici convenzionali per le condizioni di salute.

In conclusione, l'arte del succo offre un mondo di possibilità per migliorare la salute, aumentare l'energia e sostenere il benessere generale. Che tu sia un novizio o un veterano del succo, c'è sempre qualcosa di nuovo da scoprire, da sperimentare e da gustare. Così, afferra la tua centrifuga o il tuo estrattore, e preparati a spremere la salute a pieni voti!

Capitolo 2: Centrifughe ed Estrattori

Quando si tratta di estrarre il succo dalla frutta e dalla verdura, la scelta dell'attrezzatura giusta può fare una grande differenza sia per la qualità del succo ottenuto sia per l'esperienza complessiva di spremitura. Ci sono principalmente due tipi di macchine per fare il succo: le centrifughe e gli estrattori a freddo, ognuna con i propri vantaggi e svantaggi.

Centrifughe

Le centrifughe sono probabilmente le più conosciute tra i consumatori. Queste macchine funzionano tritando la frutta e la verdura con una lama affilata a grande velocità, poi la polpa viene spinta contro un filtro a maglie finissime che separa il succo dalla fibra. Il succo viene poi versato in un recipiente, mentre la polpa rimane nella macchina.

Uno dei principali vantaggi delle centrifughe è la velocità. Questi apparecchi sono in grado di estrarre il succo molto rapidamente, il che li rende ideali per le persone con poco tempo a disposizione. Inoltre, le centrifughe sono generalmente più economiche rispetto agli estrattori a freddo, rendendole una buona scelta per chi vuole iniziare a fare il succo senza un grande investimento iniziale.

Tuttavia, le centrifughe hanno anche alcuni svantaggi. Il primo è la qualità del succo. A causa della grande velocità della lama, il succo può essere riscaldato durante il processo di estrazione, il che può ridurre la quantità di enzimi e nutrienti presenti nel succo. Inoltre, le centrifughe tendono a produrre un succo meno pulito e più schiumoso rispetto agli estrattori a freddo. Infine, le centrifughe non sono molto efficienti nel estrarre il succo da frutta e verdura più morbida o da verdure a foglia.

Estrattori a Freddo

Gli estrattori a freddo, noti anche come estrattori a masticazione o a spremitura lenta, funzionano in modo diverso dalle centrifughe. Queste macchine "masticano" la frutta e la verdura per rompere le pareti cellulari e liberare il succo. Il succo viene poi separato dalla polpa attraverso un filtro e raccolto in un recipiente.

I principali vantaggi degli estrattori a freddo sono la qualità e l'efficienza del succo. Poiché il processo di estrazione è più lento e non produce calore, il succo ottenuto tende ad avere un contenuto di enzimi e nutrienti più elevato rispetto a quello ottenuto con le centrifughe. Inoltre, gli estrattori a freddo sono più efficienti nel estrarre il succo da frutta e verdura morbida e da verdure a foglia, spesso producendo un succo più pulito e meno schiumoso.

Tuttavia, gli estrattori a freddo hanno anche alcuni svantaggi. Il primo è il tempo. Queste macchine lavorano a un ritmo più lento rispetto alle centrifughe, il che significa che richiedono più tempo per produrre il succo. Inoltre, gli estrattori a freddo sono generalmente più costosi rispetto alle centrifughe, il che può essere un ostacolo per

alcuni consumatori. Infine, questi apparecchi
possono essere più impegnativi da pulire, poiché
hanno più parti che vanno smontate e lavate.

La Scelta Giusta

Quindi, quale macchina dovresti scegliere? La
risposta dipende dai tuoi obiettivi, dal tuo budget
e dalle tue preferenze personali. Se desideri un
apparecchio veloce, economico e facile da usare,
una centrifuga potrebbe essere la scelta giusta
per te. D'altra parte, se la qualità del succo è la
tua priorità principale e non ti dispiace spendere
un po' più di tempo e di denaro, un estrattore a
freddo potrebbe essere la scelta migliore.

Non importa quale macchina scegli, è importante
ricordare che l'aspetto più importante della
spremitura è utilizzare frutta e verdura fresche,
sane e di alta qualità. Dopo tutto, il succo sarà
solo buono quanto gli ingredienti che metti in
esso.

Inoltre, è importante prendersi cura della tua macchina per succhi. Dopo ogni utilizzo, pulisci tutte le parti della macchina per prevenire l'accumulo di residui e la crescita di batteri. Molti apparecchi sono dotati di spazzole speciali per facilitare la pulizia dei filtri, e molte parti possono essere messe in lavastoviglie per una pulizia più semplice.

Infine, non dimenticare che l'esperienza della spremitura non deve essere una corsa. Prenditi il tempo per sperimentare con diverse combinazioni di frutta e verdura, goditi il processo di preparazione dei tuoi succhi e sorseggia lentamente il tuo succo per assaporare tutti i gusti e beneficiare al massimo dei nutrienti.

Nel prossimo capitolo, esploreremo i principi di combinazione degli alimenti per aiutarti a creare succhi che non solo hanno un sapore fantastico, ma sono anche ottimizzati per la digestione e l'assorbimento dei nutrienti. Che tu sia un appassionato di centrifughe o un fanatico dell'estrattore a freddo, c'è un intero mondo di spremitura che ti aspeta.

Capitolo 3: L'Arte della Combinazione dei Succhi

Ora che abbiamo esplorato le basi della centrifugazione e dell'estrazione, è il momento di approfondire l'arte della combinazione dei succhi. Questo capitolo ti guiderà attraverso le diverse tecniche e principi che puoi utilizzare per creare succhi deliziosi e nutrizionalmente equilibrati.

Combinazioni di Frutta e Verdura

Uno degli aspetti più importanti della combinazione dei succhi riguarda l'equilibrio tra frutta e verdura. Mentre la frutta può aggiungere dolcezza e sapore ai tuoi succhi, può anche portare un alto contenuto di zuccheri. Pertanto, è importante combinare la frutta con le verdure per bilanciare i livelli di zucchero nel tuo succo e per garantire un ampio spettro di nutrienti.

In generale, una buona regola è seguire un rapporto di 80/20 tra verdure e frutta. Questo non solo aiuterà a mantenere i livelli di zucchero sotto controllo, ma ti darà anche l'opportunità di sperimentare con una varietà di verdure.

Combinazioni di Colori

Un altro modo per pensare alle combinazioni di succhi è in termini di colori. Diverse verdure e frutti di colori diversi tendono ad avere profili di nutrienti diversi. Ad esempio, gli alimenti verdi sono generalmente ricchi di clorofilla e magnesio, gli alimenti arancioni e gialli contengono beta-carotene e vitamina C, e gli alimenti rossi e viola sono noti per il loro alto contenuto di antociani, potenti antiossidanti.

Creare un succo che incorpora una varietà di colori può essere un modo divertente ed efficace per garantire un ampio spettro di nutrienti. Tuttavia, tieni presente che combinare troppi colori in un solo succo può portare a sapori contrastanti e a un colore meno attraente.

Combinazioni per Condizioni Specifiche

I succhi possono essere anche combinati per affrontare specifici problemi di salute o per raggiungere determinati obiettivi. Ad esempio, un succo con barbabietola, carota e mela può essere utile per supportare la salute del cuore, grazie all'alto contenuto di antiossidanti e fitonutrienti. Un succo con cetriolo, sedano, mela e zenzero può aiutare a idratare il corpo e a facilitare la digestione.

Ricorda, tuttavia, che i succhi non sono un sostituto per una dieta equilibrata o per il trattamento medico. Se stai cercando di gestire una condizione di salute specifica, è importante parlare con un professionista sanitario prima di fare cambiamenti significativi nella tua dieta.

Combinazioni per il Gusto

Oltre alla nutrizione, il gusto è un elemento chiave della combinazione dei succhi. Mentre alcune verdure, come le carote o il cavolo riccio, possono essere dolci o neutre, altre, come il sedano o il cetriolo, possono avere un sapore più salato o amaro.

Un buon modo per bilanciare i sapori è utilizzare ingredienti che aggiungono dolcezza naturale, come le mele o le pere, o che offrono una nota di freschezza, come il limone o il lime. Le erbe fresche, come la menta o il basilico, possono anche aggiungere un tocco unico ai tuoi succhi.

Combinazioni per l'Orario del Giorno

Infine, puoi pensare alle combinazioni di succhi in termini di momenti della giornata. Al mattino, potresti preferire un succo energizzante con arancia, carota e zenzero. A pranzo, potresti optare per un succo verde rinfrescante con cetriolo, sedano, mela verde e lime. E la sera, potresti desiderare un succo calmante con mela, lattuga romana e camomilla.

In conclusione, l'arte della combinazione dei succhi offre infinite possibilità. Che tu stia cercando di migliorare la tua salute, di esplorare nuovi sapori o di sperimentare con i colori, c'è sempre un nuovo succo da scoprire e da gustare. Quindi, non esitare a sperimentare e a fare tue queste tecniche. Nel prossimo capitolo, ci tufferemo nel mondo delle ricette dei succhi, dove potrai mettere in pratica tutto ciò che hai imparato finora.

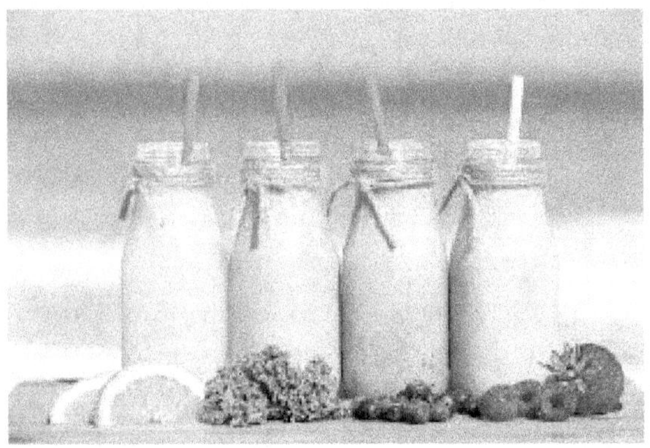

BONUS 1

1. Succo Verde Rigenerante

Ingredienti:

- 2 mazzi di cavolo nero
- 1 cetriolo
- 2 mele verdi
- 1 limone
- 1 pezzo di zenzero (circa 1 pollice)

Preparazione:

1. Inizia lavando bene tutti i tuoi ingredienti. Questo è importante per rimuovere eventuali residui di pesticidi o sporco.
2. Rimuovi i gambi duri dal cavolo nero.
3. Taglia il cetriolo, le mele e il limone in pezzi di dimensioni gestibili per il tuo estrattore o centrifuga. Ricorda di rimuovere i semi dalle mele e la buccia dal limone.
4. Taglia lo zenzero in pezzi più piccoli.
5. Metti tutti gli ingredienti nel tuo estrattore o centrifuga, alternando tra verdure a

foglia e ingredienti più succosi come il cetriolo e le mele. Questo aiuterà a spingere attraverso tutte le foglie di cavolo nero.
6. Una volta che hai estratto tutto il succo, mescola bene e goditi il tuo succo verde rigenerante!

2. Elixir Antiossidante Rosso

Ingredienti:

- 2 barbabietole medie
- 3 carote
- 1 mela rossa
- 1 arancia
- 1 pezzo di zenzero (circa 1 pollice)

Preparazione:

1. Lava tutti gli ingredienti.
2. Taglia le barbabietole, le carote e la mela in pezzi di dimensioni gestibili per il tuo estrattore o centrifuga. Ricorda di rimuovere i semi dalla mela.
3. Sbuccia l'arancia e tagliala in quarti.
4. Taglia lo zenzero in pezzi più piccoli.

5. Metti tutti gli ingredienti nel tuo estrattore
   o centrifuga, alternando tra ingredienti più
   duri come le carote e barbabietole e quelli
   più succosi come l'arancia e la mela.
6. Dopo aver estratto tutto il succo, mescola
   bene e goditi il tuo elixir antiossidante
   rosso!

3. Cocktail di Agrumi e Zenzero

Ingredienti:

- 2 arance
- 1 pompelmo
- 1 limone
- 1 pezzo di zenzero (circa 1 pollice)

Preparazione:

1. Inizia lavando tutti i tuoi agrumi e lo
   zenzero.
2. Sbuccia le arance, il pompelmo e il limone,
   assicurandoti di rimuovere la maggior
   parte della parte bianca (albedo), che può
   rendere il succo amaro.
3. Taglia gli agrumi in pezzi di dimensioni
   gestibili per il tuo estrattore o centrifuga.

4. Taglia lo zenzero in pezzi più piccoli.
5. Metti tutti gli ingredienti nel tuo estrattore o centrifuga.
6. Dopo aver estratto tutto il succo, mescola bene e goditi il tuo cocktail di agrumi e zenzero rinfrescante e ricco di vitamina C!

Capitolo 4: L'Importanza della Qualità degli Ingredienti

Mentre ti avventuri nel mondo dei succhi di frutta e verdura, uno degli aspetti più importanti da considerare è la qualità degli ingredienti che utilizzi. Come con qualsiasi forma di cucina o preparazione del cibo, la qualità degli ingredienti che scegli influenzerà direttamente il sapore, la nutrizione e l'efficacia generale del tuo succo.

Qualità vs Quantità

Ci può essere una tentazione, soprattutto quando si inizia a fare il succo, di concentrarsi sulla quantità: quante diverse varietà di frutta e verdura posso mettere nel mio succo? Quanto succo posso produrre? Tuttavia, è importante ricordare che la qualità degli ingredienti che stai utilizzando è molto più importante della quantità di succo che riesci a produrre.

La qualità degli ingredienti può influenzare sia il gusto sia il contenuto nutrizionale del tuo succo. Frutta e verdura di alta qualità producono succhi con sapori più vividi e più intensi e forniscono un numero maggiore di vitamine, minerali e altri nutrienti essenziali.

Ingredienti Biologici

Un modo per garantire che i tuoi ingredienti siano di alta qualità è scegliere prodotti biologici. Gli alimenti biologici sono coltivati senza l'uso di pesticidi sintetici o fertilizzanti chimici. Questo significa che non solo sono privi di residui chimici potenzialmente dannosi, ma tendono anche a essere più ricchi di nutrienti rispetto ai loro equivalenti non biologici.

Nonostante i benefici, gli alimenti biologici possono essere più costosi e meno accessibili rispetto agli alimenti non biologici. Se il biologico non è un'opzione, cerca di acquistare da fonti locali e affidabili e assicurati di lavare bene la frutta e la verdura prima di usarla.

Ingredienti Freschi e di Stagione

Un altro aspetto da considerare quando si scelgono gli ingredienti per il succo è la freschezza e la stagionalità.

Gli ingredienti freschi e di stagione non solo hanno un sapore migliore, ma tendono anche a essere più nutrienti.

Cercare di utilizzare ingredienti di stagione può anche aggiungere varietà alla tua routine di succo. Cambiare i tuoi ingredienti in base alla stagione ti dà l'opportunità di sperimentare con diversi sapori e profili nutrizionali.

Ingredienti Locali

Se possibile, cerca di utilizzare ingredienti locali. Gli ingredienti locali non solo tendono ad essere più freschi, ma l'acquisto di prodotti locali può anche aiutare a sostenere l'economia locale e a ridurre l'impatto ambientale della tua dieta.

Preparazione degli Ingredienti

Oltre alla scelta degli ingredienti, la preparazione degli ingredienti può avere un impatto significativo sulla qualità del tuo succo. Ecco alcuni consigli:

- **Lavare bene**: Prima di fare il succo, è importante lavare bene la frutta e la verdura per rimuovere eventuali residui di pesticidi, sporco o batteri.

- **Sbucciare quando necessario**: Alcuni frutti e verdure possono richiedere la pelatura prima della spremitura, in particolare se non sono biologici o se la buccia è particolarmente dura o amara.
- **Rimuovere i semi e i noccioli**: Mentre molti semi possono essere centrifugati senza problemi, alcuni (come quelli delle mele o delle ciliegie) possono essere dannosi se consumati in grandi quantità e dovrebbero essere rimossi.
- **Tagliare in pezzi gestibili**: La dimensione dei pezzi di frutta e verdura dipenderà dal tuo estrattore o centrifuga, ma in generale, dovresti tagliare gli ingredienti in pezzi che la tua macchina può gestire facilmente.

In conclusione, mentre fare il succo può sembrare un'attività semplice, la qualità degli ingredienti che scegli e come li prepari può avere un grande impatto sul risultato finale. Investire in ingredienti di alta qualità e dedicare tempo alla loro preparazione può fare la differenza tra un succo ordinario e uno straordinario. Nel prossimo capitolo, esploreremo come incorporare i succhi nella tua routine quotidiana per massimizzare i loro benefici per la salute.

Capitolo 5: Come Incorporare i Succhi nella tua Routine Quotidiana

Mangiare una dieta bilanciata ricca di frutta e verdura fresca è fondamentale per la nostra salute generale. Tuttavia, con lo stile di vita frenetico di oggi, può essere difficile consumare la quantità raccomandata di questi importanti alimenti. Ecco dove i succhi possono giocare un ruolo chiave. Integrando i succhi nella tua dieta quotidiana, puoi assicurarti di ricevere la tua dose giornaliera di vitamine e minerali in modo semplice e delizioso.

Il Momento Giusto per il Succo

Non esiste un momento "sbagliato" per bere un succo fresco. Tuttavia, ci sono momenti della giornata in cui il tuo corpo potrebbe trarre maggiori benefici da un bicchiere di succo fresco.

- **Al mattino**: Bere un succo fresco al mattino a stomaco vuoto può essere un ottimo modo per iniziare la giornata. Il tuo corpo ha trascorso tutta la notte a digiuno e un succo fresco può fornire una rapida dose di nutrienti che possono essere facilmente assorbiti. Inoltre, i succhi freschi sono una fonte di energia naturale che può aiutarti a iniziare la giornata.

- **Prima dell'attività fisica**: Bere un succo prima dell'allenamento può darti un aumento di energia naturale. I carboidrati presenti nei succhi vengono convertiti in glucosio, che fornisce energia ai muscoli. Tuttavia, è importante ricordare che i succhi di frutta contengono zuccheri, quindi è meglio consumarli con moderazione.
- **Durante il giorno**: I succhi possono essere un modo eccellente per affrontare il pomeriggio quando la fatica si fa sentire. Invece di raggiungere una tazza di caffè o uno snack zuccherato, prova a bere un succo verde o un estratto di verdura per un aumento naturale di energia.

Sostituzione del Pasto vs. Integrazione alla Dieta

Alcune persone scelgono di sostituire un pasto con un succo, specialmente quando cercano di perdere peso. Mentre un succo può fornire molti nutrienti, non è un sostituto completo per un pasto equilibrato. La maggior parte dei succhi manca di proteine e fibre, due componenti chiave che aiutano a sentirti sazio e nutrito.

Invece di vedere i succhi come un sostituto del pasto, considerali un'aggiunta alla tua dieta. Puoi bere un succo insieme a un pasto, o come spuntino tra i pasti. Questo ti permette di ottenere i benefici nutrizionali dei succhi senza sacrificare altri importanti nutrienti.

Varietà è il Sale della Vita

Quando si tratta di succhi, la varietà è fondamentale. Non solo la varietà ti aiuta a non annoiarti, ma ti assicura anche di ottenere una gamma completa di vitamine e minerali. Cerca di variare il tipo di frutta e verdura che usi nel tuo succo. Ad esempio, potresti fare un succo verde una mattina e un succo di barbabietola il giorno successivo.

Evitare i Comuni Errori

Quando inizi a incorporare i succhi nella tua dieta quotidiana, è importante evitare alcuni errori comuni:

- **Consumare troppo zucchero**: Mentre la frutta è ricca di nutrienti, è anche alta in zuccheri. Troppo zucchero può portare a un aumento di peso e ad altri problemi di salute. Cerca di bilanciare la tua frutta con verdure, specialmente quelle a foglia verde.
- **Non bere immediatamente il succo**: I succhi freschi perdono rapidamente i loro nutrienti una volta preparati. Cerca di bere il tuo succo immediatamente dopo averlo fatto per ottenere il massimo dei benefici.
- **Non lavare correttamente gli ingredienti**: Come abbiamo discusso nel capitolo precedente, è importante lavare accuratamente frutta e verdura per rimuovere eventuali residui di pesticidi o sporco.

Con questi consigli in mente, incorporare i succhi nella tua dieta quotidiana può essere un modo semplice e delizioso per aumentare il tuo apporto di nutrienti. Nel prossimo capitolo, parleremo di come creare le tue ricette di succhi per soddisfare i tuoi gusti e le tue esigenze nutrizionali.

Capitolo 6: Creare le tue Ricette di Succhi

Uno dei vantaggi più grandi di fare i tuoi succhi a casa è la possibilità di sperimentare e creare le tue ricette personalizzate. Questo ti permette non solo di creare succhi che si adattano ai tuoi gusti personali, ma anche di sfruttare specifici benefici per la salute.

Equilibrio tra Dolce e Aspro

Quando crei le tue ricette di succhi, è importante cercare un equilibrio tra i sapori dolci e aspri. Mentre la frutta può dare al tuo succo un gusto dolce e piacevole, l'aggiunta di verdure può bilanciare quella dolcezza e aggiungere ulteriori benefici nutrizionali.

Ad esempio, puoi bilanciare la dolcezza delle mele o delle pere con la freschezza del cetriolo o la leggera asprezza dei verdi a foglia come gli spinaci o il cavolo. Allo stesso modo, puoi bilanciare la dolcezza delle carote o delle barbabietole con l'acidità del limone o del lime.

Colori e Nutrienti

Un altro aspetto da considerare quando crei le tue ricette di succhi è il colore degli ingredienti. Frutta e verdura di diversi colori tendono ad avere diversi profili nutrizionali, quindi cercare di includere una varietà di colori nel tuo succo può aiutare a garantire un'ampia gamma di nutrienti.

Ad esempio, le verdure verdi sono ricche di clorofilla e contengono una grande quantità di vitamine A, C e K, così come importanti minerali come il ferro. D'altra parte, la frutta e la verdura arancione e gialla sono generalmente ricche di vitamine C e A, oltre a contenere importanti antiossidanti come i carotenoidi.

Esperimenti con le Erbe e le Spezie

Non limitarti solo a frutta e verdura quando crei le tue ricette di succhi. Le erbe e le spezie possono aggiungere un livello completamente nuovo di complessità al gusto del tuo succo e offrire ulteriori benefici per la salute.

Ad esempio, lo zenzero può aggiungere un tocco di spezia al tuo succo ed è noto per le sue proprietà anti-infiammatorie e digestive. La menta può dare al tuo succo una freschezza rinfrescante ed è ottima per la digestione. La curcuma, con il suo sapore terroso e leggermente amaro, può dare al tuo succo un tocco esotico ed è rinomata per le sue potenti proprietà antiossidanti e anti-infiammatorie.

Proporzioni

Quando crei le tue ricette di succhi, è importante prestare attenzione alle proporzioni. Se metti troppa frutta, il tuo succo potrebbe essere troppo dolce e contenere troppo zucchero. Al contrario, se metti troppa verdura, il tuo succo potrebbe essere troppo aspro o amaro.

Un buon punto di partenza può essere l'uso di una proporzione di 3:1 tra verdura e frutta. Questo significa che per ogni tre parti di verdura, dovresti aggiungere una parte di frutta. Questa proporzione può aiutarti a mantenere un equilibrio tra dolcezza e asprezza.

Sperimentazione e Personalizzazione

Non aver paura di sperimentare quando crei le tue ricette di succhi. Puoi iniziare con una ricetta di base e poi aggiungere o togliere ingredienti a seconda del tuo gusto personale. Ad esempio, se ti piace un succo più dolce, potresti aggiungere un po' più di frutta. Se preferisci un succo più rinfrescante, potresti aggiungere più cetriolo o sedano.

Ricorda, la cosa più importante è che ti piaccia il tuo succo. Se non ti piace il sapore, non importa quanti benefici per la salute può avere, probabilmente non continuerai a farlo parte della tua routine quotidiana.

Estrazione Fredda vs Centrifuga

L'ultimo punto che vorrei affrontare in questo capitolo riguarda il metodo di estrazione del succo. Ci sono principalmente due metodi: l'estrattore a freddo (o masticatore lento) e la centrifuga.

L'estrattore a freddo, come suggerisce il nome, estrae il succo a freddo, cioè senza generare calore. Questo è vantaggioso perché il calore può degradare alcuni dei nutrienti nel succo. Inoltre, gli estrattori a freddo tendono a produrre un succo più spesso e meno schiumoso rispetto alle centrifughe.

D'altra parte, le centrifughe funzionano a velocità più elevate e quindi generano un po' di calore. Tuttavia, sono generalmente più veloci e più efficienti nel produrre succo, soprattutto quando si tratta di frutta e verdura dura come le carote o le mele.

La scelta tra un estrattore a freddo e una centrifuga dipenderà dalle tue esigenze personali e dalle tue preferenze. Se il tempo è un fattore, potresti preferire una centrifuga. Se preferisci un succo più denso e ricco di nutrienti, potresti preferire un estrattore a freddo.

In conclusione, creare le tue ricette di succhi può essere un processo divertente e gratificante. Non solo ti permette di personalizzare il tuo succo in base ai tuoi gusti, ma ti dà anche il controllo sulla qualità e sulla varietà dei nutrienti che stai ricevendo. Nel prossimo capitolo, esploreremo le varie tecniche di spremitura per ottenere il massimo dal tuo succo.

BONUS 2

BONUS 2:

Ecco altre tre ricette di succhi deliziose e salutari per incoraggiare il tuo viaggio nel mondo dei succhi.

1. **Estratto "Svegliati e Vai"**
   Ingredienti:
   - 2 mele verdi
   - 1 cetriolo
   - 1 limone
   - 1 pezzetto di zenzero (circa 1 cm)

   Preparazione:
   - Lava e taglia le mele, il cetriolo e il limone (puoi lasciare la buccia se sono biologici).
   - Pelare lo zenzero.
   - Passa tutto nell'estrattore di succo.
   - Bevi subito per godere al massimo dei nutrienti.

   Questo succo è un ottimo modo per iniziare la giornata con una dose di energia naturale. Le mele e il cetriolo forniscono dolcezza e freschezza, il limone aggiunge un tocco di acidità e lo zenzero dà un pizzico di speziato che risveglierà i tuoi sensi.

2. **Estratto "Detox Verde"**

Ingredienti:
- 1 mazzetto di spinaci
- 1 cetriolo
- 2 gambi di sedano
- 1 mela verde
- 1 limone
- 1 pezzetto di zenzero

Preparazione:
- Lava e taglia tutti gli ingredienti.
- Passa tutto nell'estrattore di succo.
- Bevi immediatamente per ottenere il massimo dei benefici.

Questo succo è ricco di vitamine e minerali e ha un forte potere disintossicante. Gli spinaci e il cetriolo sono ricchi di clorofilla, che aiuta a purificare il sangue, mentre il sedano e la mela forniscono vitamine e fibre.

3. **Estratto "Antiossidante"**

Ingredienti:
- 1 barbabietola
- 2 carote
- 1 arancia
- 1 mela
- 1 pezzetto di zenzero

Preparazione:
- Lava e taglia la barbabietola, le carote, l'arancia e la mela.

- Pelare lo zenzero.
- Passa tutto nell'estrattore di succo.
- Bevi subito per godere al massimo dei nutrienti.

Questo succo è un potente antiossidante grazie alla presenza di barbabietola e carote, entrambe ricche di beta-carotene. L'arancia aggiunge una nota di dolcezza e fornisce vitamina C, mentre lo zenzero dà un tocco speziato e stimola il sistema immunitario.

Capitolo 7: L'Importanza della Pulizia e della Manutenzione dei Centrifugatori

Dopo aver discusso dei benefici per la salute dei succhi, delle diverse ricette e degli estrattori di succhi, è importante rivolgere la nostra attenzione alla manutenzione e alla pulizia dei centrifugatori. Non importa quanto sia efficace il tuo centrifugatore o quanto siano nutrienti i tuoi succhi, se non pulisci e mantieni adeguatamente la tua macchina, la sua efficienza e durata possono diminuire notevolmente nel tempo.

La pulizia immediata

Un punto essenziale da ricordare quando si tratta della pulizia del tuo centrifugatore è l'importanza di pulirlo immediatamente dopo l'uso. Questo perché gli scarti di frutta e verdura tendono a seccarsi e a incrostarsi sulle parti del macchinario se lasciati per un po' di tempo. Non solo questo rende molto più difficile la pulizia, ma può anche portare alla crescita di batteri e muffe che possono contaminare il tuo succo.

Ecco alcuni passaggi che puoi seguire per pulire il tuo centrifugatore dopo ogni uso:

1. **Smonta il centrifugatore:** La maggior parte dei centrifugatori può essere smontata in diversi pezzi, come il cestello della polpa, il cestello del succo, il tubo di alimentazione, la lama e il coperchio. Consulta il manuale del tuo centrifugatore per le istruzioni specifiche.

2. **Sciacqua le parti sotto l'acqua corrente:** Utilizza un getto d'acqua forte per rimuovere la maggior parte della polpa e dei residui dalle parti del centrifugatore. Puoi anche usare una spazzola per pulire le parti più difficili da raggiungere.

3. **Pulisci con sapone e acqua:** Per una pulizia più profonda, puoi immergere le parti in una soluzione di acqua calda e sapone per piatti. Assicurati di pulire attentamente tutte le parti, soprattutto le lame, dove i residui tendono a incrostarsi.

4. **Asciuga le parti:** Dopo aver pulito le parti, è importante asciugarle completamente prima di rimontare il centrifugatore. Questo aiuta a prevenire la crescita di muffe e batteri.

Manutenzione regolare

Oltre alla pulizia regolare dopo ogni utilizzo, è importante eseguire controlli e manutenzione regolari sul tuo centrifugatore per garantirne la durata e l'efficienza. Questo può includere cose come:

1. **Controllo delle lame:** Le lame del tuo centrifugatore sono uno dei componenti più importanti, poiché sono responsabili della frantumazione della frutta e della verdura. Con il tempo, possono diventare smussate o danneggiate, il che può influire sulla qualità del tuo succo. Controlla regolarmente le lame per assicurarti che siano affilate e in buone condizioni.
2. **Lubrificazione delle parti mobili:** Alcuni centrifugatori possono richiedere la lubrificazione delle parti mobili per garantire un funzionamento fluido. Consulta il manuale del tuo centrifugatore per le istruzioni specifiche.
3. **Sostituzione delle parti usurate o danneggiate:** Se noti che una parte del tuo centrifugatore è usata o danneggiata, è importante sostituirla il prima possibile

per evitare ulteriori danni o problemi di funzionamento.

Suggerimenti utili

Ecco alcuni ulteriori suggerimenti che possono rendere la pulizia e la manutenzione del tuo centrifugatore un po' più facile:

1. **Pulisci la polpa immediatamente:** La polpa di frutta e verdura può essere molto difficile da pulire una volta che si è asciugata. Per facilitare la pulizia, prova a rimuovere e pulire la polpa immediatamente dopo l'estrazione del succo.
2. **Utilizza sacchetti per la polpa:** Alcuni centrifugatori vengono forniti con sacchetti per la polpa che possono essere utilizzati per raccogliere la polpa durante l'estrazione del succo. Questi sacchetti possono facilitare la pulizia in quanto possono essere semplicemente rimossi e gettati via dopo l'uso.
3. **Utilizza una spazzola per la pulizia:** Una spazzola per la pulizia può essere molto utile per pulire le parti più difficili da

raggiungere del tuo centrifugatore, come
le lame e il cestello della polpa.

In conclusione, una buona pulizia e manutenzione
del tuo centrifugatore sono fondamentali per
garantire il suo funzionamento efficiente e la
durata nel tempo. Non solo ti permetterà di
continuare a godere di succhi nutrienti e deliziosi,
ma ti farà risparmiare tempo e fatica nel lungo
termine. Ricorda, un centrifugatore pulito è un
centrifugatore felice!

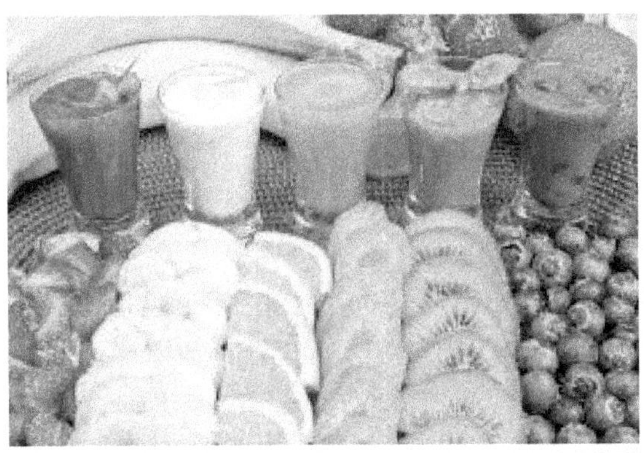

Capitolo 8: Spremi la Salute - Integrare i Succhi nella Tua Vita Quotidiana

Hai imparato cosa sono i centrifugati e gli estratti, hai capito come scegliere l'estrattore giusto per te, hai studiato le proprietà dei vari ingredienti e hai scoperto come mantenere il tuo apparecchio in buone condizioni. Ma come fai a integrare i succhi nella tua routine quotidiana? Questo capitolo ti guiderà attraverso vari modi per incorporare i benefici dei succhi nella tua vita quotidiana.

Il Matino Perfetto: Sveglia, Esercizio Fisico, e Centrifuga

Un ottimo modo per iniziare la giornata è con un po' di esercizio fisico seguito da un succo fresco. L'esercizio fisico aiuta a svegliare il corpo e a mettere in moto il metabolismo, mentre il succo fornisce al tuo corpo vitamine e minerali essenziali per rifornire i tuoi muscoli dopo l'allenamento. Puoi fare jogging nel quartiere, seguire una lezione di yoga online, o semplicemente fare qualche esercizio di stretching a casa. Dopo l'esercizio fisico, prenditi un momento per preparare un succo fresco. Non solo ti sentirai più energico, ma avrai anche una colazione nutriente e sana.

Snack Sani Durante il Giorno

I succhi sono un'ottima alternativa agli snack trasformati e alle bevande zuccherate. Preparare una bottiglia di succo fresco da portare con te per la giornata ti aiuta a rimanere idratato e a ottenere un rapido impulso di nutrienti quando ne hai bisogno. Questo può essere particolarmente utile per chi lavora in ufficio e ha bisogno di un rapido pick-me-up nel pomeriggio, o per chi fa un lavoro fisico e ha bisogno di un rifornimento costante di energia.

Un Sostituto per il Dessert

Se hai la dolce voglia dopo i pasti, considera l'opzione di un succo fresco al posto di dolci ricchi di zucchero. Ci sono molte ricette di succhi dolci e gustosi che possono aiutare a soddisfare la tua voglia di dolci senza i danni causati dallo zucchero raffinato. Ad esempio, un succo di carote, mele e zenzero può essere un delizioso e salutare dessert.

Una Parte Essenziale della Tua Dieta

Non dimenticare che i succhi possono essere un'ottima fonte di nutrienti, ma non dovrebbero sostituire una dieta equilibrata. Gli estratti e i succhi dovrebbero essere utilizzati come un complemento alla tua dieta, fornendo nutrienti extra e aiutando a raggiungere il tuo apporto giornaliero di frutta e verdura. Non dimenticare di consumare anche alimenti solidi per ottenere fibre e proteine.

La Pratica della Preparazione dei Succhi

Preparare i succhi può diventare un momento di meditazione e di consapevolezza. Prenditi il tempo per preparare i tuoi ingredienti, senti la loro consistenza, annusa il loro aroma e osserva i loro colori. Durante il processo di spremitura, osserva come cambiano forma e colore. Infine, gustati il tuo succo, sentendo i diversi sapori e apprezzando i benefici che apporta al tuo corpo. Questa pratica può aiutare a creare un collegamento più profondo con il cibo che consumi e a sviluppare una maggiore gratitudine per il nutrimento che offre.

Il Succo come Strumento di Socializzazione

I succhi possono essere un ottimo modo per socializzare e condividere uno stile di vita sano con amici e familiari. Puoi organizzare una giornata di spremitura con i tuoi amici, dove ognuno porta alcuni ingredienti e preparate insieme diversi tipi di succhi. È anche un'ottima attività da fare con i bambini, insegnando loro l'importanza di una dieta sana e l'arte di fare il succo.

In conclusione, ci sono molte opportunità per integrare i benefici dei succhi nella tua vita quotidiana. Che tu decida di iniziare la giornata con un succo fresco, di utilizzarlo come uno snack durante il giorno, o di farne un momento di meditazione, ricorda sempre di goderti il processo e di ascoltare il tuo corpo. Ricorda, lo scopo di fare il succo non è solo per la salute fisica, ma anche per la gioia e il benessere generale.

Capitolo 9: L'Arte di Combinare gli Ingredienti e Creare il Tuo Centrifugato Perfetto

A questo punto del tuo viaggio nel mondo dei centrifugati, hai una buona comprensione delle basi: conosci i benefici dei succhi, sai come scegliere il giusto estrattore per te, sei consapevole delle proprietà nutrizionali dei vari ingredienti e capisci l'importanza della pulizia e della manutenzione del tuo estrattore. Ora è il momento di entrare nel cuore della questione e di immergerti nell'arte di creare il tuo centrifugato perfetto.

Comprendere il Bilanciamento dei Sapori

Creare il succo perfetto è un'arte che richiede un po' di pratica e sperimentazione. Il primo passo è capire come bilanciare i sapori. Non si tratta solo di mescolare insieme una serie di ingredienti a caso. È importante capire come i sapori si combinano tra loro e come si può creare un succo che sia non solo nutriente, ma anche delizioso.

Ad esempio, se stai preparando un succo con ingredienti principalmente verdi e vegetali, potrebbe essere utile aggiungere un tocco di dolcezza con della frutta. Allo stesso modo, un succo troppo dolce può essere bilanciato con l'aggiunta di verdure o di ingredienti più aciduli.

Costruire la Base del Tuo Succo

La base del tuo succo è l'ingrediente principale che fornisce la maggior parte del liquido. Questo potrebbe essere un ingrediente dolce come la mela o l'arancia, o un ingrediente verde come il cetriolo o la lattuga romana. Una buona base dovrebbe avere un sapore piuttosto neutro o leggermente dolce, in modo da poter facilmente accogliere altri sapori.

Aggiungere il Nutrimento

Una volta scelta la base del tuo succo, è il momento di aggiungere gli ingredienti nutrienti. Questi potrebbero includere verdure a foglia verde come gli spinaci o il kale, ortaggi ricchi di nutrienti come la barbabietola o la carota, o superalimenti come lo zenzero o la curcuma. Questi ingredienti non solo aumentano il valore nutrizionale del tuo succo, ma aggiungono anche profondità e complessità al sapore.

L'Aggiunta di Aroma e Gusto

Infine, puoi considerare di aggiungere ingredienti che forniscono un tocco di aroma e gusto. Questo potrebbe includere il limone o il lime per un po' di acidità, lo zenzero o la menta per un tocco di freschezza, o la mela o l'ananas per un po' di dolcezza. Questi ingredienti possono davvero fare la differenza, trasformando un succo ordinario in qualcosa di straordinario.

Sperimentare e Personalizzare

Una volta comprese le basi della creazione del succo, il vero divertimento inizia. Puoi iniziare a sperimentare con vari ingredienti, provando diverse combinazioni e scoprendo ciò che funziona meglio per te. Ricorda, non esistono regole fisse quando si tratta di fare il succo. Quello che conta di più è che il succo sia nutriente e delizioso per te. Quindi non aver paura di sperimentare e personalizzare le tue ricette secondo i tuoi gusti personali.

Prestare Attenzione alla Qualità degli Ingredienti

Mentre ti dedichi alla creazione del tuo succo perfetto, è importante tenere a mente la qualità degli ingredienti che utilizzi. Idealmente, dovresti cercare di utilizzare ingredienti biologici, freschi e di stagione per ottenere il massimo in termini di sapore e nutrizione. Inoltre, ricorda di lavare bene gli ingredienti per rimuovere eventuali residui di pesticidi o sporco.

Riflessioni Finali

Creare il tuo centrifugato perfetto è un viaggio personale che dipende dai tuoi gusti, dalle tue esigenze nutrizionali e dalle tue preferenze. Non esistono due centrifugati perfetti identici, proprio come non esistono due persone identiche. L'arte di creare il tuo centrifugato perfetto è un processo di sperimentazione, apprendimento e scoperta.

Ricorda, non importa quanto sia salutare un succo, se non ti piace il sapore, non lo berrai. Quindi, mentre ti dedichi alla creazione del tuo centrifugato perfetto, assicurati che sia non solo nutriente, ma anche delizioso per te. Alla fine della giornata, il tuo centrifugato perfetto è quello che ti fa sentire bene, ti nutre e ti delizia. Buona spremitura!

BONUS 3:

Ricette Inedite

Ricetta 1: Centrifugato di Ciliegia, Barbabietola e Zenzero

Ingredienti:

- 1 tazza di ciliegie denocciolate
- 2 barbabietole medie
- 1 pezzetto di zenzero fresco (circa 2 cm)
- 1 mela

Preparazione:

1. Lavare e preparare tutti gli ingredienti. Denocciolare le ciliegie, pelare le barbabietole e la mela, e pelare lo zenzero.
2. Passare tutti gli ingredienti attraverso l'estrattore di succo.
3. Mescolare bene e servire immediatamente per un'esplosione di sapore e un impulso di nutrienti.

Ricetta 2: Succo di Cavolo Nero, Cetriolo e Limone

Ingredienti:

- 4 foglie di cavolo nero
- 1 cetriolo grande
- Il succo di 1 limone
- 1 mela verde

Preparazione:

1. Lavare e preparare tutti gli ingredienti. Rimuovere il gambo dal cavolo nero, pelare il cetriolo se non è biologico, e spremere il succo dal limone.
2. Passare il cavolo nero, il cetriolo e la mela attraverso l'estrattore di succo.
3. Aggiungere il succo di limone al centrifugato e mescolare bene.
4. Servire immediatamente per un succo verde rinfrescante e disintossicante.

Ricetta 3: Estratto di Melone, Zenzero e Menta

Ingredienti:

- 1/2 melone cantalupo
- 1 pezzetto di zenzero fresco (circa 2 cm)
- 10 foglie di menta fresca
- 1 mela

Preparazione:

1. Lavare e preparare tutti gli ingredienti. Rimuovere la buccia e i semi dal melone, pelare lo zenzero, e lavare le foglie di menta.
2. Passare il melone, lo zenzero, la menta e la mela attraverso l'estrattore di succo.
3. Mescolare bene e servire immediatamente per un succo rinfrescante e aromatico, perfetto per le calde giornate estive.

4. **Capitolo 10: Ricette Inedite e Consigli per Innovare nella Preparazione dei Centrifugati**

5. L'arte della preparazione dei centrifugati non si ferma alla scelta degli ingredienti, alla comprensione delle proprietà nutrizionali e alla pulizia del tuo estrattore di succo. Esiste un mondo di possibilità infinite per sperimentare e creare nuovi succhi che deliziano il palato, nutrono il corpo e allietano lo spirito. Questo capitolo è dedicato a fornirti una serie di ricette inedite e consigli per innovare nella preparazione dei tuoi centrifugati.

6. **Fare un passo oltre con gli ingredienti**

7. Finora, abbiamo parlato principalmente di frutta e verdura nella preparazione dei centrifugati. Tuttavia, esistono molti altri ingredienti che possono arricchire i tuoi succhi e fornirti una varietà di benefici per la salute.

8. **Le spezie**

9. Le spezie non solo aggiungono un tocco di sapore e aroma ai tuoi succhi, ma portano anche una serie di benefici per la salute. Lo zenzero, per esempio, è noto per le sue proprietà anti-infiammatorie e digestive, mentre la curcuma è potente antiossidante e ha effetti antinfiammatori. Altre spezie da considerare includono la cannella, che può aiutare a regolare la glicemia, e la cayenna, che può stimolare il metabolismo.

10. **Gli oli essenziali**

11. Gli oli essenziali sono estratti concentrati dalle piante che possiedono potenti proprietà curative. Alcuni oli essenziali, come il limone o la menta piperita, possono essere aggiunti ai tuoi succhi per un tocco di sapore e un impulso di salute. Tuttavia, è importante notare che non tutti gli oli essenziali sono sicuri da ingerire, quindi assicurati di fare le tue ricerche o di consultare un professionista della salute

prima di aggiungere gli oli essenziali ai tuoi succhi.

12. **Le erbe aromatiche**

13. Le erbe aromatiche come il basilico, la menta, il coriandolo e il prezzemolo possono aggiungere un tocco di freschezza ai tuoi succhi. Inoltre, queste erbe contengono vari nutrienti e composti bioattivi che possono supportare la tua salute. Ad esempio, il basilico è noto per le sue proprietà anti-infiammatorie, mentre la menta può aiutare a migliorare la digestione.

14. **Le proteine in polvere**

15. Se stai cercando un modo per aumentare il contenuto proteico del tuo succo, considera l'aggiunta di una proteina in polvere. Ci sono molte opzioni disponibili sul mercato, da proteine vegetali come la proteina di pisello o di riso, a proteine

animali come il siero del latte o le proteine dell'uovo. Assicurati di scegliere una proteina in polvere di alta qualità che sia priva di zuccheri aggiunti e di altri additivi indesiderati.

16. **Creare combinazioni di sapori uniche**

17. Una delle cose più divertenti nella preparazione dei centrifugati è la possibilità di sperimentare con diverse combinazioni di sapori. Non aver paura di pensare fuori dagli schemi e di provare abbinamenti inusuali. Potresti scoprire nuove combinazioni che ti piacciono molto.

18. Per esempio, hai mai pensato di abbinare il dolce della carota con il piccante del peperoncino? O che ne dici di unire il sapore terroso della barbabietola con il fresco del basilico? Le possibilità sono infinite.

19. **Ascolta il tuo corpo**

20. Quando si tratta di preparare centrifugati, una delle cose più importanti è ascoltare il tuo corpo. Ogni corpo è unico e ha bisogni nutrizionali diversi. Ciò che funziona per una persona potrebbe non funzionare per un'altra. Quindi, presta attenzione a come ti senti dopo aver bevuto i tuoi succhi. Se ti senti energico e rinvigorito, probabilmente stai facendo la cosa giusta. Se invece ti senti gonfio o stanco, potrebbe essere il caso di modificare la tua ricetta o di provare con diversi ingredienti.

21. **Conservazione e consumazione dei centrifugati**

22. È sempre meglio consumare i tuoi centrifugati immediatamente dopo la preparazione per ottenere il massimo dei benefici nutrizionali. Tuttavia, se devi conservare il tuo succo, assicurati di farlo in un contenitore ermetico e di consumarlo entro 24 ore. Ricorda anche di agitare il

succo prima di bere, in quanto gli ingredienti possono separarsi durante la conservazione.

23. **Conclusione**

24. La preparazione dei centrifugati è un viaggio di scoperta e sperimentazione. È un'opportunità per nutrire il tuo corpo con ingredienti sani e naturali, per esplorare nuovi sapori e combinazioni, e per fare qualcosa di buono per la tua salute e il tuo benessere. Speriamo che queste ricette inedite e consigli per innovare nella preparazione dei centrifugati ti ispirino e ti guidino nel tuo viaggio. Ricorda, il segreto per creare il centrifugato perfetto risiede nel divertimento, nella sperimentazione e nell'amore per ciò che fai. Buona spremitura!

25. **Capitolo 11: Come incorporare i Centrifugati nella tua Routine Quotidiana**

26. Hai imparato molto sulla preparazione di centrifugati salutari, dalla scelta degli ingredienti alla pulizia del tuo estrattore di succo. Ora, è il momento di parlare di come incorporare questi centrifugati nella tua routine quotidiana in modo che diventino una parte essenziale del tuo stile di vita sano.

27. **1. Inizia la giornata con un Centrifugato**

28. Un ottimo modo per incorporare i centrifugati nella tua routine quotidiana è berne uno ogni mattina. Iniziare la giornata con un centrifugato ricco di frutta e verdura può aiutarti a sentirti sazio e energico. Inoltre, è un modo fantastico per garantire che stai ricevendo una dose quotidiana di vitamine e minerali essenziali.

29. **2. Prepara i tuoi Centrifugati in anticipo**

30. Se trovi che il tempo è un fattore che impedisce la preparazione quotidiana dei centrifugati, prova a preparare i tuoi centrifugati in anticipo. Puoi preparare i tuoi centrifugati per tutta la settimana, conservarli in contenitori di vetro ermetici e tenerli in frigorifero. In questo modo, avrai sempre a disposizione un centrifugato salutare e pronto da bere.

31. **3. Sperimenta con diverse Ricette**

32. Un altro modo per mantenere fresca e interessante la tua routine di centrifugati è sperimentare con diverse ricette. Non aver paura di provare nuove combinazioni di frutta e verdura o di aggiungere ingredienti inaspettati come spezie o erbe aromatiche. Puoi anche cercare ispirazione nelle ricette dei tuoi centrifugati preferiti, modificandole in base alle tue esigenze e ai tuoi gusti personali.

33. **4. Prepara Centrifugati per i tuoi Pasti**

34. I centrifugati non devono essere limitati alla colazione o allo spuntino del mattino. Puoi incorporarli anche nei tuoi pasti principali. Ad esempio, puoi preparare un centrifugato verde ricco di nutrienti per il pranzo, o un centrifugato di frutta dolce come dessert dopo cena. La chiave è assicurarsi che il tuo centrifugato sia ben bilanciato in termini di nutrienti, includendo una combinazione di frutta, verdura, proteine e grassi salutari.

35. **5. Usa i Centrifugati come base per Smoothie e Bowl**

36. I centrifugati possono anche essere usati come base per smoothie e bowl. Ad esempio, puoi preparare un centrifugato di frutta e verdura, poi aggiungere un po' di yogurt o latte di mandorle per renderlo più cremoso e sostanzioso. Puoi anche aggiungere ingredienti come granola, noci,

semi o frutta fresca per aggiungere consistenza e ulteriori nutrienti.

37. **6. Incorpora i Centrifugati nei tuoi Allenamenti**

38. I centrifugati possono essere un ottimo modo per idratarsi e ricaricare il tuo corpo prima o dopo un allenamento. Ad esempio, un centrifugato di banana e spinaci può fornirti una dose di energia rapida prima di un allenamento, mentre un centrifugato di ananas e zenzero può aiutare a ridurre l'infiammazione e a promuovere la ripresa dopo l'allenamento.

39. **7. Trasforma i tuoi Centrifugati in un Rito di Autocura**

40. Infine, preparare e bere centrifugati può diventare un rituale di autocura. Prenditi del tempo per preparare il tuo centrifugato, goditi il processo di selezione e preparazione degli ingredienti, e

sorseggia lentamente il tuo centrifugato mentre ti concedi un momento di quiete. Questo può aiutare a trasformare la preparazione dei centrifugati da un semplice atto di nutrizione fisica in un atto di nutrizione mentale e spirituale.

41. **Conclusione**

42. Incorporare i centrifugati nella tua routine quotidiana può sembrare un compito impegnativo all'inizio, ma con un po' di pianificazione e creatività, può diventare un'abitudine semplice e gratificante. Ricorda, la chiave è trovare un metodo che funzioni per te e che ti aiuti a mantenere l'abitudine a lungo termine. Che tu scelga di bere un centrifugato ogni mattina, di preparare i tuoi centrifugati in anticipo, o di incorporare i centrifugati nei tuoi pasti e allenamenti, l'importante è che tu stia prendendo passi attivi verso un stile di vita più salutare. Buona spremitura!

Capitolo 12: Migliora il tuo Benessere con le Cure Detox a Base di Centrifugati

Il tuo corpo è una macchina incredibile. È in grado di svolgere una miriade di funzioni ogni giorno, dalla digestione del cibo all'eliminazione delle tossine. Tuttavia, a volte può avere bisogno di un po' di aiuto per mantenere un equilibrio ottimale. Ecco dove entrano in gioco le cure detox a base di centrifugati. Questo capitolo esplorerà come i centrifugati possono essere utilizzati per sostenere e migliorare il tuo benessere generale.

Cos'è una Detox?

Prima di tutto, è importante comprendere cosa significhi fare una detox. In termini semplici, una detox è un periodo di tempo durante il quale elimini determinati cibi o sostanze dal tuo regime alimentare per dare al tuo corpo la possibilità di ripulirsi e di ripristinare il suo equilibrio naturale. Le cure detox a base di centrifugati si concentrano su centrifugati ricchi di frutta e verdura fresca, ricchi di vitamine, minerali e altri nutrienti benefici.

Perché fare una Detox a Base di Centrifugati?

Le cure detox a base di centrifugati offrono una serie di benefici. Innanzitutto, i centrifugati sono ricchi di nutrienti che possono aiutare a nutrire il corpo e a sostenere le sue funzioni naturali di detoxificazione. Inoltre, i centrifugati sono facili da digerire, il che può dare al tuo sistema digestivo una pausa e permettergli di concentrarsi sulla disintossicazione.

Come Preparare una Detox a Base di Centrifugati

Preparare una detox a base di centrifugati non deve essere complicato. Puoi iniziare con un periodo di detox di 3 giorni per permettere al tuo corpo di abituarsi ai cambiamenti, e poi estenderlo fino a 7 o 10 giorni se ti senti a tuo agio. Ecco un esempio di come potrebbe essere un giorno di detox a base di centrifugati:

- **Colazione:** Inizia la giornata con un centrifugato verde ricco di verdure a foglia verde scuro come gli spinaci o il cavolo nero, insieme a frutta come le mele o le pere per un tocco di dolcezza.
- **Pranzo:** Per il pranzo, prepara un centrifugato a base di verdure come cetrioli, sedano e carote, insieme a frutta come ananas o mango per un tocco di sapore tropicale.
- **Cena:** Per la cena, prepara un centrifugato a base di verdure come le barbabietole e le carote, insieme a frutta come le mele o le pere per un tocco di dolcezza.

Durante la giornata, bevi tanta acqua e tisane per mantenerti idratato. È anche importante ascoltare il tuo corpo durante la detox. Se senti fame, aggiungi uno spuntino salutare come una manciata di noci o un pezzo di frutta. Se senti che la detox è troppo intensa, fai un passo indietro e fai dei piccoli cambiamenti per renderla più gestibile.

Risultati della Detox

Molti individui che hanno provato una detox a base di centrifugati riportano una serie di benefici, tra cui una maggiore energia, una pelle più luminosa, una digestione migliore e un generale senso di benessere. È importante ricordare, tuttavia, che ognuno è diverso, e i risultati possono variare.

Mantenere i Benefici della Detox

Dopo aver completato la tua detox a base di centrifugati, vorrai probabilmente mantenere i benefici che hai sperimentato. Puoi farlo continuando a includere i centrifugati nella tua dieta quotidiana e facendo scelte alimentari sane. Ricorda, il segreto per una buona salute è un equilibrio: una dieta equilibrata, un esercizio fisico regolare e un buon riposo sono tutti fondamentali per mantenere il benessere.

Conclusione

Le cure detox a base di centrifugati possono essere un ottimo modo per dare al tuo corpo un po' di TLC e per sostenere il tuo benessere generale. Ricorda sempre, tuttavia, che le detox non sono una soluzione "tutto o niente" e dovrebbero essere utilizzate come parte di un approccio olistico alla salute. Se hai dei dubbi o delle preoccupazioni, è sempre una buona idea parlare con un professionista della salute prima di iniziare una nuova routine di detox. Buona spremitura!

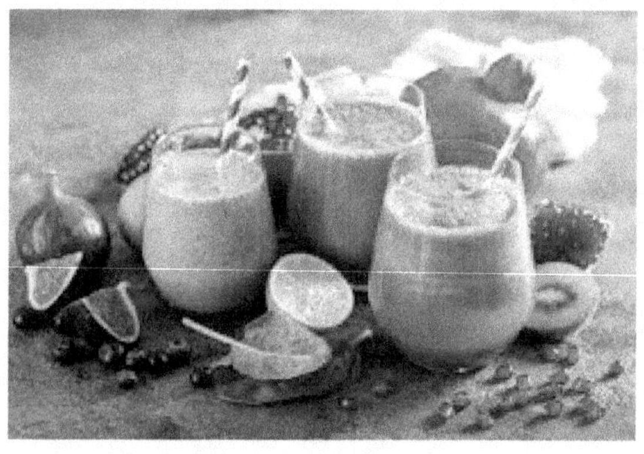

BONUS 4: Ricette di Centrifugati per il Benessere Totale

1. Centrifugato Energizzante all'Ananas e Zenzero

Ingredienti:

- 1 ananas medio
- 1 pezzo di zenzero fresco (circa 2 cm)
- 1 mela verde
- 1 limone

Preparazione: Pelare l'ananas e rimuovere il torsolo duro al centro. Pelare lo zenzero e il limone, mantenendo il più possibile la parte bianca del limone. Lavare la mela e rimuovere il torsolo. Passare tutti gli ingredienti nell'estrattore di succo. Mescolare bene il succo e servire immediatamente.

2. Centrifugato Antiossidante alle Bacche e Melograno

Ingredienti:

- 1 melograno
- 1 tazza di bacche miste (lamponi, mirtilli, fragole)
- 1 mela rossa
- 1 arancia

Preparazione: Estrai i chicchi dal melograno. Lavare le bacche e la mela, rimuovendo il torsolo dalla mela. Pelare l'arancia, cercando di mantenere il più possibile la parte bianca. Passare tutti gli ingredienti nell'estrattore di succo. Mescolare bene il succo e servire immediatamente.

3. Centrifugato Rigenerante al Cavolo Nero e Sedano

Ingredienti:

- 5 foglie di cavolo nero
- 2 gambi di sedano
- 1 cetriolo
- 1 mela verde
- 1 limone

Preparazione: Lavare tutti gli ingredienti. Pelare il limone, mantenendo il più possibile la parte bianca. Passare tutti gli ingredienti nell'estrattore di succo. Mescolare bene il succo e servire immediatamente. Questo centrifugato è perfetto per un rinforzo di clorofilla e vitamine, ideale per un inizio di giornata pieno di energia.

Capitolo 13: Come Creare un Piano di Succhi Personalizzato per il Tuo Benessere

Sei pronto ad approfondire la tua avventura nel mondo dei succhi? Creare un piano di succhi personalizzato può sembrare un'impresa complessa, ma in realtà è un processo divertente e creativo. Questo capitolo ti guiderà passo dopo passo nella creazione di un piano di succhi che sia perfettamente allineato con le tue esigenze di salute e benessere.

Identificare le Tue Esigenze di Salute e Benessere

Prima di tutto, è importante identificare quali sono le tue esigenze di salute e benessere. Questo può variare da persona a persona. Ad esempio, potresti voler concentrarti sul rafforzamento del sistema immunitario, sulla perdita di peso, sulla disintossicazione, sulla salute della pelle o sul miglioramento dell'energia. Identificare quali sono le tue priorità ti aiuterà a scegliere gli ingredienti giusti per i tuoi centrifugati.

Familiarizzare con Gli Ingredienti dei Succhi

Ora che hai identificato le tue esigenze di salute, è il momento di familiarizzare con i vari ingredienti che possono essere utilizzati nei centrifugati. Le frutta e le verdure fresche sono i principali ingredienti dei centrifugati, ma ci sono anche altri ingredienti, come gli integratori e le spezie, che possono aggiungere un ulteriore boost nutrizionale.

Ad esempio, se vuoi rafforzare il tuo sistema immunitario, potresti voler includere ingredienti come l'arancia, ricca di vitamina C, o lo zenzero, noto per le sue proprietà anti-infiammatorie. Se vuoi migliorare la tua energia, potresti voler includere ingredienti come la barbabietola, ricca di ferro, o il kiwi, ricco di vitamina C.

Creare le Tue Ricette di Centrifugati

Ora che conosci i vari ingredienti che puoi utilizzare nei centrifugati, è il momento di iniziare a creare le tue ricette. Questa è la parte divertente! Non aver paura di sperimentare e di provare combinazioni di ingredienti diverse. Ricorda, il segreto per fare un buon centrifugato è mantenere un equilibrio tra gli ingredienti dolci e quelli più "verdi" o vegetali.

Ad esempio, potresti iniziare con una base di verdure a foglia verde, come gli spinaci o il cavolo riccio, e poi aggiungere un paio di frutti per dolcificare, come le mele o le pere. Infine, aggiungi un tocco di qualcosa di extra, come un pezzo di zenzero o un pizzico di curcuma, per un ulteriore boost di sapore e nutrimento.

Creare un Piano di Succhi

Ora che hai alcune ricette di centrifugati sotto la cintura, è il momento di creare un piano di succhi. Il tuo piano di succhi dovrebbe riflettere le tue esigenze di salute e il tuo stile di vita. Ad esempio, se stai cercando di perdere peso, potresti voler includere un centrifugato come sostituto di un pasto una o due volte al giorno. Se stai cercando di rafforzare il tuo sistema immunitario, potresti voler includere un centrifugato al giorno come parte di una dieta equilibrata.

Il tuo piano di succhi potrebbe anche variare a seconda della stagione. Ad esempio, durante l'inverno, potresti voler includere più centrifugati riscaldanti con spezie come zenzero e cannella, mentre durante l'estate potresti preferire centrifugati rinfrescanti con frutta come anguria e cetriolo.

Monitorare i Tuoi Progressi

Una volta che hai iniziato il tuo piano di succhi, è importante monitorare i tuoi progressi. Prenditi il tempo per notare come ti senti dopo aver bevuto i centrifugati e se noti eventuali cambiamenti nella tua energia, nella tua pelle, nel tuo peso o nella tua salute in generale. Queste osservazioni ti aiuteranno a fare eventuali aggiustamenti al tuo piano di succhi e a capire quali ingredienti funzionano meglio per te.

Conclusione

Creare un piano di succhi personalizzato può essere un modo eccitante e gratificante per prendersi cura della propria salute e del proprio benessere. Ricorda, il segreto per un buon piano di succhi è la varietà e l'equilibrio, quindi non aver paura di sperimentare con diversi ingredienti e ricette. Soprattutto, goditi il processo e celebrare il fatto che stai facendo qualcosa di meraviglioso per il tuo corpo. Buona spremitura!

Capitolo 14: Integrare Succhi e Centrifugati nella tua Routine Quotidiana

Una volta che hai acquisito familiarità con il mondo dei succhi e dei centrifugati e hai iniziato a sperimentare con diverse ricette, potrebbe sorgere la domanda: come posso integrare questi succhi e centrifugati nella mia routine quotidiana in modo sostenibile? In questo capitolo, esploreremo diverse strategie che ti aiuteranno a fare proprio questo, garantendo al contempo che tu stia ricevendo un ampio spettro di nutrienti essenziali.

1. Fare dei Succhi e Centrifugati una Priorità

Il primo passo per integrare i succhi e i centrifugati nella tua routine quotidiana è fare di questa pratica una priorità. Questo potrebbe significare riservare un momento specifico della giornata per preparare i tuoi succhi o centrifugati, come la mattina presto o la sera prima. Puoi anche considerare l'idea di creare un angolo apposito nella tua cucina per il tuo estrattore di succo e gli ingredienti necessari, in modo che tu possa facilmente preparare i tuoi succhi o centrifugati quando ne hai voglia.

2. Sperimentare con Diverse Ricette

Un altro aspetto chiave dell'integrazione dei succhi e dei centrifugati nella tua routine quotidiana è la sperimentazione con diverse ricette. Questo non solo ti aiuterà a evitare la monotonia, ma ti garantirà anche che stai ricevendo una varietà di nutrienti. Ricorda, ogni frutto e verdura ha un profilo nutrizionale unico, quindi sperimentare con diverse combinazioni ti aiuterà a ottenere un ampio spettro di vitamine, minerali e altri nutrienti essenziali.

3. Ascoltare il tuo Corpo

Quando si tratta di integrare i succhi e i centrifugati nella tua routine quotidiana, è fondamentale ascoltare il tuo corpo. Ad esempio, potresti notare che ti senti particolarmente energico dopo aver bevuto un centrifugato di verdure a foglia verde, o che un succo di frutta tropicale ti aiuta a combattere il caldo estivo. Ascoltare queste risposte del tuo corpo può aiutarti a capire quali ricette funzionano meglio per te e quando è il momento migliore per consumare i tuoi succhi o centrifugati.

4. Integrare i Succhi e Centrifugati nei tuoi Pasti

Un altro modo efficace per integrare i succhi e i centrifugati nella tua routine quotidiana è incorporarli nei tuoi pasti. Ad esempio, potresti iniziare la tua giornata con un centrifugato di frutta e verdura, avere un succo come spuntino pomeridiano, o servire un centrifugato con la cena. Ricorda, i succhi e i centrifugati possono essere una grande fonte di nutrienti, ma non dovrebbero sostituire una dieta equilibrata e varia. Invece, dovrebbero essere visti come un complemento ai tuoi pasti regolari.

5. Fare dei Succhi e Centrifugati un Rituale di Benessere

Infine, considera la possibilità di fare dei succhi e dei centrifugati un rituale di benessere. Questo potrebbe significare preparare un succo o un centrifugato come parte della tua routine mattutina, come un modo per iniziare la giornata con un impulso di nutrienti, o preparare un centrifugato come modo per rilassarti e decomprimere alla fine della giornata. Creare un rituale attorno ai tuoi succhi e centrifugati può aiutarti a renderli una parte regolare della tua routine, rendendo più facile l'adesione a lungo termine.

Conclusione

Integrare i succhi e i centrifugati nella tua routine quotidiana può sembrare un compito arduo, ma con un po' di pianificazione e creatività, può diventare una parte naturale del tuo stile di vita. Ricorda, l'obiettivo non è semplicemente bere più succhi o centrifugati, ma piuttosto utilizzare questi potenti alimenti come strumento per promuovere la tua salute e il tuo benessere generale. Che tu scelga di fare dei succhi e centrifugati una priorità, sperimentare con diverse ricette, ascoltare il tuo corpo, integrarli nei tuoi pasti o creare un rituale di benessere attorno a loro, sei sulla strada giusta per sfruttare al massimo i benefici che i succhi e i centrifugati hanno da offrire. Buon viaggio nel mondo dei succhi!

Capitolo 15: FAQ e Risoluzione dei Problemi

Nel corso del tuo viaggio con i succhi, potresti imbatterti in domande o problemi comuni. Questo capitolo è dedicato a rispondere alle domande più frequenti (FAQ) e a fornire soluzioni a problemi comuni che potresti incontrare mentre sfrutti i benefici di succhi, centrifugati e estratti.

1. I miei centrifugati hanno un sapore amaro, cosa posso fare?

L'amaro nei centrifugati è spesso causato da ingredienti come cavoli, broccoli o certi tipi di verdi a foglia. Se trovi che i tuoi centrifugati siano troppo amari, prova a bilanciare con frutta dolce come mele, pere o ananas. In alternativa, l'aggiunta di limone o lime può aiutare a neutralizzare l'amaro.

2. Qual è il miglior momento della giornata per bere un succo o un centrifugato?

Non c'è un momento "migliore" universale per bere un succo o un centrifugato - dipende dalle tue esigenze individuali e dal tuo stile di vita. Tuttavia, molti trovano che bere un succo o un centrifugato al mattino dà loro un impulso di energia per iniziare la giornata. Assicurati solo di consumare il tuo succo o centrifugato non appena possibile dopo la preparazione per preservare la freschezza e i nutrienti.

3. Posso sostituire un pasto con un succo o un centrifugato?

Mentre i succhi e i centrifugati sono ricchi di nutrienti, di solito non forniscono le proteine o le fibre necessarie per un pasto completo. Pertanto, è generalmente consigliabile consumare succhi o centrifugati come parte di un pasto equilibrato o come spuntino, piuttosto che come sostituto di un pasto.

4. Quanto tempo posso conservare i miei succhi o centrifugati?

Per preservare la freschezza e i nutrienti, è meglio consumare i tuoi succhi o centrifugati non appena possibile dopo la preparazione. Se devi conservarli, si consiglia di metterli in un contenitore ermetico e di conservarli in frigorifero per non più di 24 ore.

5. Perché il mio estrattore di succo produce molto poco succo?

Questo può dipendere da vari fattori, tra cui il tipo di estrattore di succo che stai usando e il tipo di frutta o verdura che stai centrifugando. Se stai avendo problemi a ottenere molto succo, prova a tagliare la frutta o la verdura in pezzi più piccoli, o ad alternare ingredienti più morbidi con quelli più duri.

6. Quali sono i benefici di bere succhi fatti in casa rispetto a quelli comprati in negozio?

I succhi fatti in casa sono spesso più nutrienti rispetto a quelli acquistati in negozio, in quanto non subiscono processi di pastorizzazione che possono ridurre il contenuto di nutrienti. Inoltre, i succhi fatti in casa non contengono zuccheri aggiunti o conservanti che si trovano spesso nei succhi acquistati in negozio.

Conclusione

Mentre entrare nel mondo dei succhi può sembrare intimidatorio all'inizio, con un po' di pratica e conoscenza, diventerà una seconda natura. Ricorda, l'obiettivo principale è migliorare la tua salute e il tuo benessere attraverso l'assunzione di più frutta e verdura fresca. Quindi, armati di un buon estrattore di succo, sperimenta con diverse ricette e goditi il viaggio. Buona spremitura!

Appendice :

Indice delle Ricette

Centrifugati Verdi

1. Centrifugato Verde Classico
2. Centrifugato Verde Tropicale
3. Centrifugato Verde Energizzante
4. Centrifugato Verde Detergente
5. Centrifugato Verde al Sedano
6. Centrifugato Verde al Cetriolo
7. Centrifugato Verde alla Mela
8. Centrifugato Verde alla Pera
9. Centrifugato Verde al Lime
10. Centrifugato Verde al Limone

Centrifugati di Frutta

11. Centrifugato di Fragole e Banana
12. Centrifugato di Melone e Menta
13. Centrifugato di Ananas e Mango
14. Centrifugato di Mele e Pera
15. Centrifugato di Mirtilli e Lamponi
16. Centrifugato di Anguria e Lime
17. Centrifugato di Pesca e Albicocca
18. Centrifugato di Uva e Kiwi

19. Centrifugato di Pompelmo e Arancia
20. Centrifugato di Ciliegie e Bacche di Goji

Centrifugati Detox

21. Centrifugato Detox di Barbabietole
22. Centrifugato Detox di Carote e Zenzero
23. Centrifugato Detox di Sedano e Cetriolo
24. Centrifugato Detox di Mela e Lime
25. Centrifugato Detox di Pera e Spinaci
26. Centrifugato Detox di Ciliegie e Lamponi
27. Centrifugato Detox di Ananas e Menta
28. Centrifugato Detox di Melograno e Arancia
29. Centrifugato Detox di Cavolo Nero e Mela Verde
30. Centrifugato Detox di Pompelmo e Zenzero

Succhi di Frutta

31. Succo di Mela Classico
32. Succo di Pera e Mela
33. Succo di Arancia e Lime
34. Succo di Melone e Anguria
35. Succo di Mirtilli e Bacche di Goji
36. Succo di Ciliegie e Fragole
37. Succo di Pompelmo Rosa
38. Succo di Ananas e Mango

39. Succo di Pesca e Albicocca
40. Succo di Uva Rossa e Uva Bianca

Succhi Verdi

41. Succo Verde Classico
42. Succo Verde Detox
43. Succo Verde Energizzante
44. Succo Verde Rinfrescante
45. Succo Verde alla Mela
46. Succo Verde alla Pera
47. Succo Verde al Lime
48. Succo Verde al Limone
49. Succo Verde all'Ananas
50. Succo Verde al Sedano

Succhi Detox

51. Succo Detox di Barbabietole
52. Succo Detox di Carote e Zenzero
53. Succo Detox di Sedano e Cetriolo
54. Succo Detox di Mela e Lime
55. Succo Detox di Pera e Spinaci
56. Succo Detox di Ciliegie e Lamponi
57. Succo Detox di Ananas e Menta
58. Succo Detox di Melograno e Arancia
59. Succo Detox di Cavolo Nero e Mela Verde
60. Succo Detox di Pompelmo e Zenzero

Estratti

61. Estratto di Mirtilli e Semi di Chia
62. Estratto di Fragole e Semi di Lino
63. Estratto di Mango e Semi di Canapa
64. Estratto di Banana e Burro di Mandorle
65. Estratto di Mele e Semi di Zucca
66. Estratto di Pera e Semi di Girasole
67. Estratto di Pesca e Yogurt Greco
68. Estratto di Albicocca e Latte di Mandorle
69. Estratto di Lamponi e Latte di Cocco
70. Estratto di Bacche di Goji e Latte di Soia

Ricette Bonus

71. Centrifugato di Pera, Spinaci e Zenzero
72. Succo di Arancia, Carote e Curcuma
73. Estratto di Mirtilli, Spinaci e Semi di Canapa
74. Centrifugato di Mela, Sedano e Lime
75. Succo di Anguria, Menta e Lime
76. Estratto di Fragole, Banana e Latte di Mandorle
77. Centrifugato di Ananas, Cetriolo e Menta
78. Succo di Pompelmo, Arancia e Zenzero
79. Estratto di Pesche, Yogurt Greco e Semi di Lino

80. Centrifugato di Barbabietole, Carote e
    Mela

Ricette Antiossidanti

81. Centrifugato Antiossidante di Bacche Miste
82. Succo Antiossidante di Melograno e
    Arancia
83. Estratto Antiossidante di Mirtilli e Semi di
    Chia
84. Centrifugato Antiossidante di Ciliegie e
    Lamponi
85. Succo Antiossidante di Uva Rossa e Nera
86. Estratto Antiossidante di Fragole e Semi di
    Lino
87. Centrifugato Antiossidante di Mela e
    Bacche di Goji
88. Succo Antiossidante di Kiwi e Lime
89. Estratto Antiossidante di Pesca e Semi di
    Girasole
90. Centrifugato Antiossidante di Pera e
    Cavolo Nero

Ricette Energetiche

91. Centrifugato Energetico di Mela e Spinaci
92. Succo Energetico di Arancia e Pera

93. Estratto Energetico di Banana e Semi di
Canapa
94. Centrifugato Energetico di Ananas e Menta
95. Succo Energetico di Pompelmo e Lime
96. Estratto Energetico di Fragole e Yogurt
Greco
97. Centrifugato Energetico di Kiwi e Cetriolo
98. Succo Energetico di Melone e Limone
99. Estratto Energetico di Pesca e Latte di
Mandorle
100.   Centrifugato Energetico di Carote e
Sedano

Ricette Idratanti

101.   Centrifugato Idratante di Anguria e
Lime
102.   Succo Idratante di Pompelmo e
Mela
103.   Estratto Idratante di Cetriolo e Latte
di Cocco
104.   Centrifugato Idratante di Melone e
Menta
105.   Succo Idratante di Pera e Lime
106.   Estratto Idratante di Fragole e Latte
di Soia
107.   Centrifugato Idratante di Cetriolo e
Sedano

108.   Succo Idratante di Ananas e Arancia
109.   Estratto Idratante di Mirtilli e Yogurt
Greco
110.   Centrifugato Idratante di Mela e
Lime

Ricette per il Sistema Immunitario

111.   Centrifugato Immuno-Stimolante di
Arancia e Zenzero
112.   Succo Immuno-Stimolante di
Pompelmo e Mela
113.   Estratto Immuno-Stimolante di
Fragole e Semi di Chia
114.   Centrifugato Immuno-Stimolante di
Carote e Lime
115.   Succo Immuno-Stimolante di Kiwi e
Pera
116.   Estratto Immuno-Stimolante di
Mirtilli e Semi di Lino
117.   Centrifugato Immuno-Stimolante di
Mela e Cavolo Nero
118.   Succo Immuno-Stimolante di
Pompelmo e Arancia
119.   Estratto Immuno-Stimolante di
Pesca e Semi di Girasole
120.   Centrifugato Immuno-Stimolante di
Barbabietole e Sedano

Centrifugato Verde Classico

Ingredienti:

- 2 mazzi di spinaci
- 1 cetriolo
- 3 mele verdi
- 1 lime

Preparazione: Lava bene gli spinaci, il cetriolo, le mele e il lime. Togli i semi delle mele e taglia tutto in pezzi che possano essere facilmente lavorati dalla tua centrifuga. Centrifuga tutti gli ingredienti insieme e servi immediatamente.

Centrifugato Verde Tropicale

Ingredienti:

- 2 mazzi di cavolo nero
- 1 ananas
- 1 mango
- 1 lime

Preparazione: Lava il cavolo nero, sbuccia l'ananas e il mango, poi taglia tutto in pezzi compatibili con la tua centrifuga. Centrifuga tutti gli ingredienti insieme e servi fresco.

Centrifugato Verde Energizzante

Ingredienti:

- 2 mazzi di spinaci
- 3 carote
- 1 mela verde
- 1 pezzo di zenzero (circa 2 cm)

Preparazione: Lava bene gli spinaci, le carote e la mela, poi sbuccia lo zenzero. Taglia tutto in pezzi adatti per la centrifuga. Centrifuga tutti gli ingredienti insieme e servi immediatamente.

Centrifugato Verde Detergente

Ingredienti:

- 2 mazzi di prezzemolo

- 1 cetriolo
- 2 mele verdi
- Succo di 1 limone

Preparazione: Lava bene il prezzemolo, il cetriolo e le mele. Togli i semi delle mele e taglia tutto in pezzi che possano essere facilmente lavorati dalla tua centrifuga. Centrifuga tutti gli ingredienti, poi aggiungi il succo di limone e mescola bene prima di servire.

Centrifugato Verde al Sedano

Ingredienti:

- 1 mazzo di sedano
- 2 mele verdi
- 1 lime

Preparazione: Lava bene il sedano e le mele. Togli i semi delle mele e taglia tutto in pezzi che possano essere facilmente lavorati dalla tua centrifuga. Centrifuga tutti gli ingredienti insieme e servi immediatamente.

Centrifugato Verde al Cetriolo

Ingredienti:

- 2 cetrioli
- 2 mele verdi
- Succo di 1 limone

Preparazione: Lava bene i cetrioli e le mele. Togli i semi delle mele e taglia tutto in pezzi che possano essere facilmente lavorati dalla tua centrifuga. Centrifuga tutti gli ingredienti, poi aggiungi il succo di limone e mescola bene prima di servire.

Centrifugato Verde alla Mela

Ingredienti:

- 2 mazzi di spinaci
- 3 mele verdi
- 1 lime

Preparazione: Lava bene gli spinaci e le mele. Togli i semi delle mele e taglia tutto in pezzi che possano essere facilmente lavorati dalla tua centrifuga. Centrifuga tutti gli ingredienti insieme e servi immediatamente.

Centrifugato Verde alla Pera

Ingredienti:

- 2 mazzi di cavolo nero
- 3 pere
- 1 lime

Preparazione: Lava il cavolo nero e le pere. Togli i semi delle pere e taglia tutto in pezzi compatibili con la tua centrifuga. Centrifuga tutti gli ingredienti insieme e servi fresco.

Centrifugato Verde al Lime

Ingredienti:

- 2 mazzi di spinaci
- 3 mele verdi
- Succo di 2 lime

Preparazione: Lava bene gli spinaci e le mele. Togli i semi delle mele e taglia tutto in pezzi che possano essere facilmente lavorati dalla tua centrifuga. Centrifuga tutti gli ingredienti, poi aggiungi il succo di lime e mescola bene prima di servire.

Centrifugato Verde al Limone

Ingredienti:

- 2 mazzi di prezzemolo
- 3 mele verdi
- Succo di 1 limone

Preparazione: Lava bene il prezzemolo e le mele. Togli i semi delle mele e taglia tutto in pezzi che possano essere facilmente lavorati dalla tua centrifuga. Centrifuga tutti gli ingredienti, poi aggiungi il succo di limone e mescola bene prima di servire.

Centrifugato Detox di Barbabietole

Ingredienti:

- 2 barbabietole
- 1 mela
- 1 carota

Preparazione: Lava e pelate le barbabietole e la carota, togli i semi dalla mela e taglia tutto in pezzi piccoli. Centrifuga tutti gli ingredienti insieme e servi immediatamente.

Centrifugato Detox di Carote e Zenzero

Ingredienti:

- 3 carote
- 1 pezzo di zenzero (circa 2 cm)
- 1 mela

Preparazione: Lava e pelate le carote, sbuccia lo zenzero, togli i semi dalla mela e taglia tutto in pezzi piccoli. Centrifuga tutti gli ingredienti insieme e servi subito.

Centrifugato Detox di Sedano e Cetriolo

Ingredienti:

- 1 mazzo di sedano
- 1 cetriolo
- Succo di 1 limone

Preparazione: Lava il sedano e il cetriolo, poi tagliali in pezzi che possano essere facilmente lavorati dalla tua centrifuga. Centrifuga tutti gli ingredienti, poi aggiungi il succo di limone e mescola bene prima di servire.

Centrifugato Detox di Mela e Lime

Ingredienti:

- 3 mele verdi
- Succo di 2 lime
- 1 cetriolo

Preparazione: Lava le mele e il cetriolo, togli i semi dalle mele e taglia tutto in pezzi che possano essere facilmente lavorati dalla tua centrifuga. Centrifuga tutti gli ingredienti, poi aggiungi il succo di lime e mescola bene prima di servire.

Centrifugato Detox di Pera e Spinaci

Ingredienti:

- 3 pere
- 2 mazzi di spinaci
- 1 lime

Preparazione: Lava le pere e gli spinaci, togli i semi dalle pere e taglia tutto in pezzi compatibili con la tua centrifuga. Centrifuga tutti gli ingredienti insieme e servi immediatamente.

Centrifugato Detox di Ciliegie e Lamponi

Ingredienti:

- 200g di ciliegie
- 200g di lamponi
- Succo di 1 limone

Preparazione: Lava bene le ciliegie e i lamponi, togli i noccioli dalle ciliegie. Centrifuga tutti gli ingredienti, poi aggiungi il succo di limone e mescola bene prima di servire.

Centrifugato Detox di Ananas e Menta

Ingredienti:

- 1 ananas
- 1 mazzo di menta fresca

Preparazione: Sbuccia l'ananas e lava la menta, poi taglia l'ananas in pezzi che possano essere facilmente lavorati dalla tua centrifuga. Centrifuga l'ananas e la menta insieme e servi subito.

Centrifugato Detox di Melograno e Arancia

Ingredienti:

- 1 melograno
- 2 arance

Preparazione: Estrai i semi del melograno e spremi il succo delle arance. Centrifuga i semi del melograno, poi aggiungi il succo d'arancia e mescola bene prima di servire.

Centrifugato Detox di Cavolo Nero e Mela Verde

Ingredienti:

- 2 mazzi di cavolo nero
- 3 mele verdi
- 1 lime

Preparazione: Lava il cavolo nero e le mele, togli i semi delle mele e taglia tutto in pezzi compatibili con la tua centrifuga. Centrifuga tutti gli ingredienti insieme e servi immediatamente.

Centrifugato Detox di Pompelmo e Zenzero

Ingredienti:

- 2 pompelmi
- 1 pezzo di zenzero (circa 2 cm)

Preparazione: Spremi il succo dei pompelmi e sbuccia lo zenzero. Centrifuga lo zenzero, poi aggiungi il succo di pompelmo e mescola bene prima di servire.

Succco di Mela Classico

Ingredienti:

- 5 mele

Preparazione: Lava le mele, togli i semi e taglia le mele in quarti. Mettile nella centrifuga e servire immediatamente.

Succo di Pera e Mela

Ingredienti:

- 3 pere
- 2 mele

Preparazione: Lava le pere e le mele, rimuovi i semi e taglia le frutte a pezzi. Centrifuga tutti gli ingredienti insieme e servi subito.

Succco di Arancia e Lime

Ingredienti:

- 4 arance
- 2 lime

Preparazione: Spremi il succo delle arance e dei lime. Mescola i succhi insieme e servi freddo.

Succo di Melone e Anguria

Ingredienti:

- 1/2 melone
- 1/4 di anguria

Preparazione: Rimuovi la buccia e i semi dal melone e dall'anguria e taglia la polpa a pezzi. Centrifuga i pezzi di frutta e servi immediatamente.

Succo di Mirtilli e Bacche di Goji

Ingredienti:

- 200g di mirtilli
- 50g di bacche di Goji

Preparazione: Lava i mirtilli e le bacche di Goji. Centrifuga i mirtilli e le bacche di Goji e servi il succo subito.

Succo di Ciliegie e Fragole

Ingredienti:

- 200g di ciliegie
- 200g di fragole

Preparazione: Lava bene le ciliegie e le fragole, togli i noccioli dalle ciliegie e i piccioli dalle fragole. Centrifuga tutti gli ingredienti e servi subito.

Succo di Pompelmo Rosa

Ingredienti:

- 2 pompelmi rosa

Preparazione: Taglia a metà i pompelmi e spremi
il succo. Servi immediatamente.

Succo di Ananas e Mango

Ingredienti:

- 1 ananas
- 1 mango

Preparazione: Sbuccia l'ananas e il mango,
rimuovi il nocciolo dal mango e taglia la polpa a
pezzi. Centrifuga l'ananas e il mango insieme e
servi immediatamente.

Succo di Pesca e Albicocca

Ingredienti:

- 3 pesche
- 3 albicocche

Preparazione: Lava le pesche e le albicocche,
rimuovi i noccioli e taglia la polpa a pezzi.

Centrifuga tutti gli ingredienti insieme e servi subito.

Succo di Uva Rossa e Uva Bianca

Ingredienti:

- 200g di uva rossa
- 200g di uva bianca

Preparazione: Lava bene l'uva, rimuovi i semi se presenti. Centrifuga l'uva rossa e bianca insieme e servi subito.

Succo Verde Classico

Ingredienti:

- 2 mazzi di spinaci
- 1 mela
- 1 cetriolo
- 1 lime

Preparazione: Lava tutti gli ingredienti, togli i semi dalla mela e taglia tutto in pezzi compatibili con la tua centrifuga. Centrifuga tutti gli ingredienti insieme e servi immediatamente.

Succo Verde Detox

Ingredienti:

- 2 mazzi di cavolo nero
- 1 mela
- 1 limone
- 1 pezzetto di zenzero

Preparazione: Lava gli ingredienti, togli i semi dalla mela e taglia tutto in pezzi piccoli. Centrifuga tutti gli ingredienti insieme e servi subito.

Succo Verde Energizzante

Ingredienti:

- 2 mazzi di spinaci

- 2 carote
- 1 mela
- 1 pezzetto di zenzero

Preparazione: Lava tutti gli ingredienti, togli i semi dalla mela, sbuccia e taglia le carote e lo zenzero. Centrifuga tutti gli ingredienti e servi immediatamente.

Succo Verde Rinfrescante

Ingredienti:

- 1 mazzo di menta
- 1 cetriolo
- 1 mela
- Succo di 1 lime

Preparazione: Lava gli ingredienti, togli i semi dalla mela e taglia il cetriolo a pezzi. Centrifuga il cetriolo, la mela e la menta, poi aggiungi il succo di lime e mescola bene prima di servire.

Succo Verde alla Mela

Ingredienti:

- 2 mazzi di spinaci
- 3 mele

Preparazione: Lava gli ingredienti, togli i semi dalle mele e taglia tutto in pezzi. Centrifuga tutti gli ingredienti insieme e servi immediatamente.

Succo Verde alla Pera

Ingredienti:

- 2 mazzi di spinaci
- 3 pere

Preparazione: Lava gli ingredienti, togli i semi dalle pere e taglia tutto in pezzi. Centrifuga tutti gli ingredienti insieme e servi subito.

Succo Verde al Lime

Ingredienti:

- 2 mazzi di spinaci
- Succo di 3 lime
- 1 mela

Preparazione: Lava gli spinaci e la mela, togli i semi dalla mela e taglia a pezzi. Centrifuga gli spinaci e la mela, poi aggiungi il succo di lime e mescola bene prima di servire.

Succo Verde al Limone

Ingredienti:

- 2 mazzi di spinaci
- Succo di 2 limoni
- 1 mela

Preparazione: Lava gli spinaci e la mela, togli i semi dalla mela e taglia a pezzi. Centrifuga gli spinaci e la mela, poi aggiungi il succo di limone e mescola bene prima di servire.

Succo Verde all'Ananas

Ingredienti:

- 1 ananas
- 2 mazzi di spinaci

Preparazione: Lava gli spinaci e sbuccia l'ananas, tagliando la polpa a pezzi. Centrifuga l'ananas e gli spinaci insieme e servi subito.

Succo Verde al Sedano

Ingredienti:

- 1 mazzo di sedano
- 1 mela
- 1 lime

Preparazione: Lava il sedano e la mela, togli i semi dalla mela e taglia il sedano a pezzi. Centrifuga il sedano e la mela, poi aggiungi il succo di lime e mescola bene prima di servire.

Succo Detox di Barbabietole

Ingredienti:

- 2 barbabietole
- 1 mela

Preparazione: Lava e sbuccia le barbabietole e la mela, poi tagliale a pezzi. Centrifuga i pezzi insieme e servi immediatamente.

Succo Detox di Carote e Zenzero

Ingredienti:

- 4 carote
- 1 pezzetto di zenzero

Preparazione: Lava e sbuccia le carote e lo zenzero, poi tagliali a pezzi. Centrifuga tutti gli ingredienti insieme e servi subito.

Succo Detox di Sedano e Cetriolo

Ingredienti:

- 1 mazzo di sedano
- 1 cetriolo

Preparazione: Lava il sedano e il cetriolo e tagliali a pezzi. Centrifuga tutti gli ingredienti insieme e servi subito.

Succo Detox di Mela e Lime

Ingredienti:

- 3 mele
- Succo di 2 lime

Preparazione: Lava le mele, rimuovi i semi e taglia a pezzi. Centrifuga le mele, aggiungi il succo di lime e mescola bene. Servi immediatamente.

Succo Detox di Pera e Spinaci

Ingredienti:

- 3 pere
- 1 mazzo di spinaci

Preparazione: Lava le pere e gli spinaci, togli i semi dalle pere e taglia a pezzi. Centrifuga tutti gli ingredienti insieme e servi subito.

Succo Detox di Ciliegie e Lamponi

Ingredienti:

- 200g di ciliegie
- 200g di lamponi

Preparazione: Lava le ciliegie e i lamponi, rimuovi i noccioli dalle ciliegie. Centrifuga tutti gli ingredienti e servi immediatamente.

Succo Detox di Ananas e Menta

Ingredienti:

- 1 ananas
- 1 mazzo di menta

Preparazione: Lava la menta, sbuccia l'ananas e taglia a pezzi. Centrifuga l'ananas e la menta insieme e servi subito.

Succo Detox di Melograno e Arancia

Ingredienti:

- 2 melograni
- 2 arance

Preparazione: Spremi il succo dalle arance e dai melograni. Mescola i due succhi insieme e servi subito.

Succo Detox di Cavolo Nero e Mela Verde

Ingredienti:

- 2 mazzi di cavolo nero
- 2 mele verdi

Preparazione: Lava il cavolo nero e le mele, rimuovi i semi dalle mele e taglia a pezzi.

Centrifuga tutti gli ingredienti insieme e servi subito.

Succo Detox di Pompelmo e Zenzero

Ingredienti:

- 2 pompelmi
- 1 pezzetto di zenzero

Preparazione: Sbuccia i pompelmi e lo zenzero, poi tagliali a pezzi. Centrifuga tutti gli ingredienti insieme e servi subito.

Estratto di Mirtilli e Semi di Chia

Ingredienti:

- 200g di mirtilli
- 2 cucchiai di semi di chia

Preparazione: Metti i mirtilli e i semi di chia in un frullatore e frulla fino a ottenere una consistenza liscia. Servi immediatamente.

Estratto di Fragole e Semi di Lino

Ingredienti:

- 200g di fragole
- 2 cucchiai di semi di lino

Preparazione: Metti le fragole e i semi di lino in un frullatore e frulla fino a ottenere una consistenza liscia. Servi immediatamente.

Estratto di Mango e Semi di Canapa

Ingredienti:

- 1 mango
- 2 cucchiai di semi di canapa

Preparazione: Sbuccia e taglia il mango a pezzi, metti il mango e i semi di canapa in un frullatore e frulla fino a ottenere una consistenza liscia. Servi immediatamente.

Estratto di Banana e Burro di Mandorle

Ingredienti:

- 2 banane
- 2 cucchiai di burro di mandorle

Preparazione: Taglia le banane a pezzi, metti le banane e il burro di mandorle in un frullatore e frulla fino a ottenere una consistenza liscia. Servi immediatamente.

Estratto di Mele e Semi di Zucca

Ingredienti:

- 2 mele
- 2 cucchiai di semi di zucca

Preparazione: Togli i semi dalle mele e tagliale a pezzi, metti le mele e i semi di zucca in un frullatore e frulla fino a ottenere una consistenza liscia. Servi immediatamente.

Estratto di Pera e Semi di Girasole

Ingredienti:

- 2 pere
- 2 cucchiai di semi di girasole

Preparazione: Togli i semi dalle pere e tagliale a pezzi, metti le pere e i semi di girasole in un frullatore e frulla fino a ottenere una consistenza liscia. Servi immediatamente.

Estratto di Pesca e Yogurt Greco

Ingredienti:

- 2 pesche
- 200g di yogurt greco

Preparazione: Taglia le pesche a pezzi, metti le pesche e lo yogurt greco in un frullatore e frulla fino a ottenere una consistenza liscia. Servi immediatamente.

Estratto di Albicocca e Latte di Mandorle

Ingredienti:

- 4 albicocche
- 250ml di latte di mandorle

Preparazione: Taglia le albicocche a pezzi, metti le albicocche e il latte di mandorle in un frullatore e frulla fino a ottenere una consistenza liscia. Servi immediatamente.

Estratto di Lamponi e Latte di Cocco

Ingredienti:

- 200g di lamponi
- 250ml di latte di cocco

Preparazione: Metti i lamponi e il latte di cocco in un frullatore e frulla fino a ottenere una consistenza liscia. Servi immediatamente.

Estratto di Bacche di Goji e Latte di Soia

Ingredienti:

- 100g di bacche di goji
- 250ml di latte di soia

Preparazione: Metti le bacche di goji e il latte di soia in un frullatore e frulla fino a ottenere una consistenza liscia. Servi immediatamente.

Centrifugato di Pera, Spinaci e Zenzero

Ingredienti:

- 2 pere
- 100g di spinaci
- 1 pezzo piccolo di zenzero

Preparazione: Togli i semi dalle pere e tagliale a pezzi, poi metti le pere, gli spinaci e il zenzero in un centrifugatore. Bevi immediatamente.

Succo di Arancia, Carote e Curcuma

Ingredienti:

- 3 arance
- 2 carote
- 1 cucchiaino di curcuma

Preparazione: Spremi le arance e metti il succo in un frullatore. Aggiungi le carote tagliate a pezzi e la curcuma, quindi frulla fino a ottenere una consistenza liscia. Bevi immediatamente.

Estratto di Mirtilli, Spinaci e Semi di Canapa

Ingredienti:

- 200g di mirtilli
- 100g di spinaci
- 2 cucchiai di semi di canapa

Preparazione: Metti i mirtilli, gli spinaci e i semi di canapa in un frullatore e frulla fino a ottenere una consistenza liscia. Servi immediatamente.

Centrifugato di Mela, Sedano e Lime

Ingredienti:

- 2 mele
- 2 gambi di sedano
- 1 lime

Preparazione: Togli i semi dalle mele e tagliale a pezzi, metti le mele, il sedano e il succo del lime in un centrifugatore. Bevi immediatamente.

Succo di Anguria, Menta e Lime

Ingredienti:

- 1/2 anguria
- Un pugno di foglie di menta
- 2 lime

Preparazione: Taglia l'anguria a pezzi e mettila in un frullatore insieme alle foglie di menta e al succo di lime. Frulla fino a ottenere una consistenza liscia. Bevi immediatamente.

Estratto di Fragole, Banana e Latte di Mandorle

Ingredienti:

- 200g di fragole
- 2 banane
- 250ml di latte di mandorle

Preparazione: Metti le fragole, le banane e il latte di mandorle in un frullatore e frulla fino a ottenere una consistenza liscia. Servi immediatamente.

Centrifugato di Ananas, Cetriolo e Menta

Ingredienti:

- 1/2 ananas
- 1 cetriolo
- Un pugno di foglie di menta

Preparazione: Taglia l'ananas e il cetriolo a pezzi e mettili in un centrifugatore insieme alle foglie di menta. Bevi immediatamente.

Succo di Pompelmo, Arancia e Zenzero

Ingredienti:

- 1 pompelmo
- 2 arance
- 1 pezzo piccolo di zenzero

Preparazione: Spremi il pompelmo e le arance e metti il succo in un frullatore. Aggiungi il zenzero e frulla fino a ottenere una consistenza liscia. Bevi immediatamente.

Estratto di Pesche, Yogurt Greco e Semi di Lino

Ingredienti:

- 2 pesche
- 200g di yogurt greco
- 2 cucchiai di semi di lino

Preparazione: Taglia le pesche a pezzi, metti le pesche, lo yogurt greco e i semi di lino in un frullatore e frulla fino a ottenere una consistenza liscia. Servi immediatamente.

Centrifugato di Barbabietole, Carote e Mela

Ingredienti:

* 2 barbabietole
* 2 carote
* 1 mela

Preparazione: Pulisci le barbabietole e le carote, togli i semi dalla mela e tagliala a pezzi, poi metti tutto in un centrifugatore. Bevi immediatamente.

Centrifugato Antiossidante di Bacche Miste

Ingredienti:

* 300g di bacche miste (fragole, mirtilli, more, lamponi)

Preparazione: Metti le bacche miste nel centrifugatore. Bevi immediatamente.

Succo Antiossidante di Melograno e Arancia

Ingredienti:

- 2 melograni
- 2 arance

Preparazione: Spremi i melograni e le arance e mescola il succo. Bevi immediatamente.

Estratto Antiossidante di Mirtilli e Semi di Chia

Ingredienti:

- 200g di mirtilli
- 2 cucchiai di semi di chia

Preparazione: Metti i mirtilli e i semi di chia in un frullatore e frulla fino a ottenere una consistenza liscia. Servi immediatamente.

Centrifugato Antiossidante di Ciliegie e Lamponi

Ingredienti:

- 200g di ciliegie
- 200g di lamponi

Preparazione: Metti le ciliegie e i lamponi nel centrifugatore. Bevi immediatamente.

Succo Antiossidante di Uva Rossa e Nera

Ingredienti:

- 200g di uva rossa
- 200g di uva nera

Preparazione: Spremi l'uva rossa e nera e mescola il succo. Bevi immediatamente.

Estratto Antiossidante di Fragole e Semi di Lino

Ingredienti:

- 200g di fragole
- 2 cucchiai di semi di lino

Preparazione: Metti le fragole e i semi di lino in un frullatore e frulla fino a ottenere una consistenza liscia. Servi immediatamente.

Centrifugato Antiossidante di Mela e Bacche di Goji

Ingredienti:

- 2 mele
- 50g di bacche di goji

Preparazione: Togli i semi dalle mele e tagliale a pezzi, poi metti le mele e le bacche di goji in un centrifugatore. Bevi immediatamente.

Succo Antiossidante di Kiwi e Lime

Ingredienti:

- 3 kiwi
- 2 lime

Preparazione: Spremi i kiwi e i lime e mescola il succo. Bevi immediatamente.

Estratto Antiossidante di Pesca e Semi di Girasole

Ingredienti:

- 2 pesche
- 2 cucchiai di semi di girasole

Preparazione: Metti le pesche e i semi di girasole in un frullatore e frulla fino a ottenere una consistenza liscia. Servi immediatamente.

Centrifugato Antiossidante di Pera e Cavolo Nero

Ingredienti:

- 2 pere
- 100g di cavolo nero

Preparazione: Togli i semi dalle pere e tagliale a pezzi, poi metti le pere e il cavolo nero in un centrifugatore. Bevi immediatamente.

Centrifugato Energetico di Mela e Spinaci

Ingredienti:

- 2 mele
- 100g di spinaci

Preparazione: Togli i semi dalle mele e tagliale a pezzi, poi metti le mele e gli spinaci in un centrifugatore. Bevi immediatamente.

Succo Energetico di Arancia e Pera

Ingredienti:

- 3 arance
- 2 pere

Preparazione: Spremi le arance e metti il succo in un frullatore. Taglia le pere a pezzi e mettile nel frullatore. Frulla fino a ottenere una consistenza liscia. Bevi immediatamente.

Estratto Energetico di Banana e Semi di Canapa

Ingredienti:

- 3 banane
- 2 cucchiai di semi di canapa

Preparazione: Metti le banane e i semi di canapa in un frullatore e frulla fino a ottenere una consistenza liscia. Servi immediatamente.

Centrifugato Energetico di Ananas e Menta

Ingredienti:

- 1/2 ananas
- Un pugno di foglie di menta

Preparazione: Taglia l'ananas a pezzi e mettilo in un centrifugatore insieme alle foglie di menta. Bevi immediatamente.

Succo Energetico di Pompelmo e Lime

Ingredienti:

- 2 pompelmi
- 2 lime

Preparazione: Spremi il pompelmo e i lime e metti il succo in un frullatore. Frulla fino a ottenere una consistenza liscia. Bevi immediatamente.

Estratto Energetico di Fragole e Yogurt Greco

Ingredienti:

- 200g di fragole
- 200g di yogurt greco

Preparazione: Metti le fragole e lo yogurt greco in un frullatore e frulla fino a ottenere una consistenza liscia. Servi immediatamente.

Centrifugato Energetico di Kiwi e Cetriolo

Ingredienti:

- 3 kiwi
- 1 cetriolo

Preparazione: Sbuccia i kiwi e il cetriolo e tagliali a pezzi, poi mettili in un centrifugatore. Bevi immediatamente.

Succo Energetico di Melone e Limone

Ingredienti:

- 1/2 melone
- 1 limone

Preparazione: Taglia il melone a pezzi e mettilo in un frullatore. Spremi il succo di limone e aggiungilo al frullatore. Frulla fino a ottenere una consistenza liscia. Bevi immediatamente.

Estratto Energetico di Pesca e Latte di Mandorle

Ingredienti:

- 3 pesche
- 250ml di latte di mandorle

Preparazione: Taglia le pesche a pezzi e mettile nel frullatore insieme al latte di mandorle. Frulla fino a ottenere una consistenza liscia. Bevi immediatamente.

Centrifugato Energetico di Carote e Sedano

Ingredienti:

- 3 carote
- 2 gambi di sedano

Preparazione: Pulisci le carote e il sedano e tagliali a pezzi, poi mettili in un centrifugatore. Bevi immediatamente.

Centrifugato Idratante di Anguria e Lime

Ingredienti:

- 1/4 di anguria
- 2 lime

Preparazione: Taglia l'anguria a pezzi e mettila in un centrifugatore. Spremi il succo dei lime e aggiungilo all'anguria nel centrifugatore. Bevi immediatamente.

Succo Idratante di Pompelmo e Mela

Ingredienti:

- 2 pompelmi
- 2 mele

Preparazione: Spremi i pompelmi e metti il succo in un frullatore. Togli i semi dalle mele e tagliale a pezzi, poi aggiungile al frullatore. Frulla fino a ottenere una consistenza liscia. Bevi immediatamente.

Estratto Idratante di Cetriolo e Latte di Cocco

Ingredienti:

- 1 cetriolo
- 250ml di latte di cocco

Preparazione: Sbuccia il cetriolo e taglialo a pezzi,
poi mettilo in un frullatore insieme al latte di
cocco. Frulla fino a ottenere una consistenza
liscia. Bevi immediatamente.

Centrifugato Idratante di Melone e Menta

Ingredienti:

- 1/2 melone
- Un pugno di foglie di menta

Preparazione: Taglia il melone a pezzi e mettilo in
un centrifugatore insieme alle foglie di menta.
Bevi immediatamente.

Succo Idratante di Pera e Lime

Ingredienti:

- 2 pere
- 1 lime

Preparazione: Togli i semi dalle pere e tagliale a pezzi, poi metti le pere nel frullatore. Spremi il succo del lime e aggiungilo alle pere nel frullatore. Frulla fino a ottenere una consistenza liscia. Bevi immediatamente.

Estratto Idratante di Fragole e Latte di Soia

Ingredienti:

- 200g di fragole
- 250ml di latte di soia

Preparazione: Metti le fragole e il latte di soia in un frullatore e frulla fino a ottenere una consistenza liscia. Bevi immediatamente.

Centrifugato Idratante di Cetriolo e Sedano

Ingredienti:

- 1 cetriolo
- 2 gambi di sedano

Preparazione: Sbuccia il cetriolo e taglialo a pezzi, poi mettilo nel centrifugatore insieme al sedano. Bevi immediatamente.

Succo Idratante di Ananas e Arancia

Ingredienti:

- 1/2 ananas
- 2 arance

Preparazione: Taglia l'ananas a pezzi e mettilo in un frullatore. Spremi il succo delle arance e aggiungilo all'ananas nel frullatore. Frulla fino a ottenere una consistenza liscia. Bevi immediatamente.

Estratto Idratante di Mirtilli e Yogurt Greco

Ingredienti:

- 200g di mirtilli
- 200g di yogurt greco

Preparazione: Metti i mirtilli e lo yogurt greco in un frullatore e frulla fino a ottenere una consistenza liscia. Bevi immediatamente.

Centrifugato Idratante di Mela e Lime

Ingredienti:

- 2 mele
- 2 lime

Preparazione: Togli i semi dalle mele e tagliale a pezzi, poi mettile nel centrifugatore. Spremi il succo dei lime e aggiungilo alle mele nel centrifugatore. Bevi immediatamente.

Centrifugato Immuno-Stimolante di Arancia e Zenzero

Ingredienti:

- 3 arance
- 1 pezzo di zenzero (circa 2 cm)

Preparazione: Spremi il succo delle arance e mettilo in un frullatore. Aggiungi il pezzo di zenzero e frulla fino a ottenere una consistenza liscia. Bevi immediatamente.

Succo Immuno-Stimolante di Pompelmo e Mela

Ingredienti:

- 2 pompelmi
- 2 mele

Preparazione: Spremi i pompelmi e metti il succo in un frullatore. Togli i semi dalle mele e tagliale a pezzi, poi aggiungile al frullatore. Frulla fino a ottenere una consistenza liscia. Bevi immediatamente.

Estratto Immuno-Stimolante di Fragole e Semi di Chia

Ingredienti:

- 200g di fragole
- 2 cucchiai di semi di chia

Preparazione: Metti le fragole e i semi di chia in un frullatore e frulla fino a ottenere una consistenza liscia. Bevi immediatamente.

Centrifugato Immuno-Stimolante di Carote e Lime

Ingredienti:

- 4 carote
- 2 lime

Preparazione: Pulisci le carote e tagliale a pezzi, poi mettile nel centrifugatore. Spremi il succo dei lime e aggiungilo alle carote nel centrifugatore. Bevi immediatamente.

Succo Immuno-Stimolante di Kiwi e Pera

Ingredienti:

- 4 kiwi
- 2 pere

Preparazione: Sbuccia i kiwi e le pere e tagliali a pezzi, poi mettile nel frullatore. Frulla fino a ottenere una consistenza liscia. Bevi immediatamente.

Estratto Immuno-Stimolante di Mirtilli e Semi di Lino

Ingredienti:

- 200g di mirtilli
- 2 cucchiai di semi di lino

Preparazione: Metti i mirtilli e i semi di lino in un frullatore e frulla fino a ottenere una consistenza liscia. Bevi immediatamente.

Centrifugato Immuno-Stimolante di Mela e Cavolo Nero

Ingredienti:

- 2 mele
- 100g di cavolo nero

Preparazione: Togli i semi dalle mele e tagliale a pezzi, poi mettile nel centrifugatore. Aggiungi il cavolo nero nel centrifugatore. Bevi immediatamente.

Succo Immuno-Stimolante di Pompelmo e Arancia

Ingredienti:

- 1 pompelmo
- 2 arance

Preparazione: Spremi il pompelmo e le arance e mescola i succhi. Bevi immediatamente.

Estratto Immuno-Stimolante di Pesca e Semi di Girasole

Ingredienti:

- 3 pesche
- 2 cucchiai di semi di girasole

Preparazione: Taglia le pesche a pezzi e mettile nel frullatore. Aggiungi i semi di girasole nel frullatore. Frulla fino a ottenere una consistenza liscia. Bevi immediatamente.

Centrifugato Immuno-Stimolante di Barbabietole e Sedano

Ingredienti:

- 2 barbabietole
- 2 gambi di sedano

Preparazione: Pulisci le barbabietole e il sedano e tagliali a pezzi, poi mettile nel centrifugatore. Bevi immediatamente.

Appendice 2: Glossario

In questa appendice, troverai una lista di termini e parole chiave utilizzati nel libro "Spremi la Salute:

Guida alla Scoperta di Centrifughe, Estratti e Succhi Rigeneranti". Questo glossario ti aiuterà a comprendere meglio il significato e l'importanza di alcuni concetti correlati alla preparazione di succhi e centrifugati per il benessere e la salute.

1. **Antiossidanti**: Sono sostanze che aiutano a proteggere il corpo dai danni causati dai radicali liberi, svolgendo un ruolo importante nella difesa del sistema immunitario e nel rallentamento dell'invecchiamento cellulare.
2. **Centrifuga**: Un elettrodomestico utilizzato per estrarre il succo dai frutti e dalle verdure tramite la separazione della polpa dalla parte liquida.
3. **Detox**: Una pratica volta a eliminare le tossine accumulate nel corpo, attraverso il consumo di succhi e centrifugati ricchi di nutrienti depurativi.
4. **Estratto**: Un succo ottenuto dalla frutta o dalle verdure tramite frullatura, che conserva tutti i nutrienti e le fibre presenti negli ingredienti.
5. **Idratante**: Riferito a succhi e centrifugati con un alto contenuto di acqua, utili per mantenere l'organismo ben idratato.

6. **Immuno-Stimolante**: Sostanze o ingredienti che aiutano a rafforzare il sistema immunitario e a proteggere il corpo dalle infezioni.
7. **Prebiotici**: Fibre non digeribili che promuovono la crescita di batteri benefici nell'intestino, favorendo la salute digestiva.
8. **Probiotici**: Batteri benefici che, quando consumati, migliorano l'equilibrio del microbiota intestinale, favorendo la salute digestiva e il benessere generale.
9. **Ricetta**: Una guida passo-passo per preparare un particolare succo, estratto o centrifugato, includendo gli ingredienti e la procedura.
10. **Succhi Verdi**: Bevande preparate principalmente con verdure a foglia verde, note per le loro proprietà nutrienti e disintossicanti.
11. **Superfood**: Alimenti altamente nutrienti e ricchi di antiossidanti, vitamine e minerali che offrono numerosi benefici per la salute.
12. **Vitamine**: Sostanze organiche essenziali per il corretto funzionamento del corpo, spesso presenti in frutta e verdura.
13. **Zenzero**: Una radice dalle proprietà anti-infiammatorie e antiossidanti, utilizzata per

aggiungere sapore e benefici per la salute ai succhi e centrifugati.

Questo glossario ti fornirà una chiara comprensione dei termini utilizzati nel libro e ti aiuterà a esplorare e sfruttare al massimo il mondo dei succhi, estratti e centrifugati per migliorare la tua salute e il tuo benessere complessivo. Buona lettura e buon viaggio verso una vita più sana e rigenerante!

Conclusioni

"Spremi la Salute: Guida alla Scoperta di Centrifughe, Estratti e Succhi Rigeneranti" è un libro dedicato all'esplorazione del mondo dei succhi, estratti e centrifugati come strumenti per migliorare la salute e il benessere complessivo. Durante il percorso di lettura, abbiamo esaminato l'importanza di una dieta ricca di frutta e verdura, focalizzandoci sull'incredibile potere rigenerante che questi succhi naturali possono offrire al nostro corpo.

Nel primo capitolo, abbiamo esplorato i benefici
per la salute derivanti dal consumo di succhi e
centrifugati, compresi i vantaggi di un'assunzione
maggiore di nutrienti, antiossidanti, vitamine e
minerali essenziali per il corretto funzionamento
del nostro organismo. Abbiamo anche compreso
il ruolo fondamentale che queste bevande
possono svolgere nel favorire la disintossicazione
del corpo, aiutandoci a liberarci dalle tossine
accumulate.

Nei capitoli successivi, abbiamo scoperto una
vasta gamma di ricette per centrifugati, succhi ed
estratti, adattabili a diverse esigenze e obiettivi di
salute. Abbiamo esplorato ricette per aumentare
l'energia, promuovere l'idratazione, stimolare il
sistema immunitario e proteggere il nostro corpo
con un alto contenuto di antiossidanti. Ogni
ricetta è stata ideata per garantire un gusto
delizioso e un insieme di benefici per la salute,
rendendo più facile e piacevole adottare uno stile
di vita salutare.

Nel corso del libro, abbiamo anche incontrato
termini e concetti chiave relativi alla preparazione
dei succhi e degli estratti, come le differenze tra

centrifugati ed estratti, l'importanza di prebiotici e probiotici per la salute digestiva, e il ruolo dei superfood nel fornire un surplus di nutrienti.

Inoltre, abbiamo imparato come alcune combinazioni di ingredienti possano avere effetti sinergici, amplificando i benefici per la salute. Il libro ha promosso l'importanza di sperimentare con gli ingredienti e di adattare le ricette in base alle preferenze e alle esigenze personali.

Infine, l'appendice dedicata al glossario ha fornito una guida pratica per comprendere i termini utilizzati nel contesto del libro, rendendo più facile e immediata la consultazione delle informazioni.

In conclusione, "Spremi la Salute: Guida alla Scoperta di Centrifughe, Estratti e Succhi Rigeneranti" si propone di essere una risorsa completa e ispiratrice per chi desidera adottare uno stile di vita più sano e rigenerante. Con ricette deliziose e nutrienti, consigli pratici e una chiara spiegazione dei concetti chiave, il libro invita i lettori a esplorare il mondo della salute

attraverso i succhi, offrendo strumenti preziosi
per migliorare il benessere generale e
raggiungere una maggiore vitalità. Buon viaggio
verso una nuova avventura di salute e benessere!

MJM International